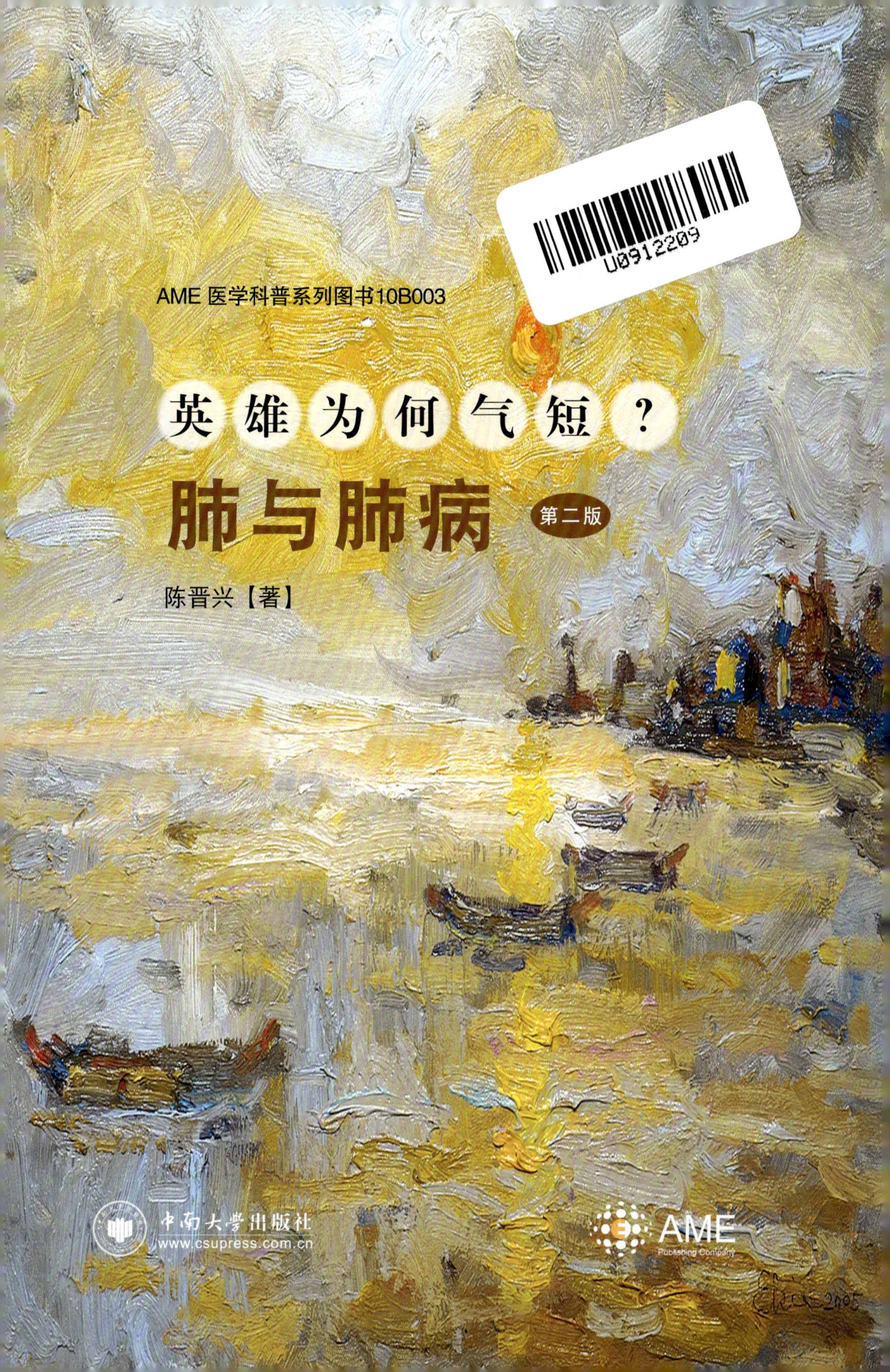

AME 医学科普系列图书10B003

英雄为何气短？

肺与肺病 第二版

陈晋兴【著】

中南大學出版社
www.csupress.com.cn

AME
Publishing Company

图书在版编目（CIP）数据

英雄为何气短？：肺与肺病/陈晋兴著. —2版. —长沙：中南大学出版社，2019.4

ISBN 978－7－5487－3593－9

Ⅰ.①英… Ⅱ.①陈… Ⅲ.①肺疾病—诊疗 Ⅳ.①R563

中国版本图书馆CIP数据核字(2019)第056632号

AME 医学科普系列图书 10B003

英雄为何气短？肺与肺病（第二版）

YINGXIONG WEIHE QIDUAN? FEI YU FEIBING (DIERBAN)

陈晋兴著

□丛书策划 郑 杰 汪道远 廖莉莉

□项目编辑 陈海波 江苇妍

□责任编辑 陈海波

□责任校对 石曼婷

□责任印制 易红卫 潘飘飘

□版式设计 王 李 林子钰

□出版发行 中南大学出版社

社址：长沙市麓山南路 邮编：410083

发行科电话：0731-88876770 传真：0731-88710482

□策 划 方 AME Publishing Company 易研出版公司

地址：香港沙田石门京瑞广场一期，16 楼 C

网址：www.amegroups.com

□印 装 天意有福科技股份有限公司

□开 本 710×1000 1/16 □印张 9.75 □字数 128 千字 □插页

□版 次 2019 年 4 月第 1 版 □ 2019 年 4 月第 1 次印刷

□书 号 ISBN 978－7－5487－3593－9

□定 价 40.00 元

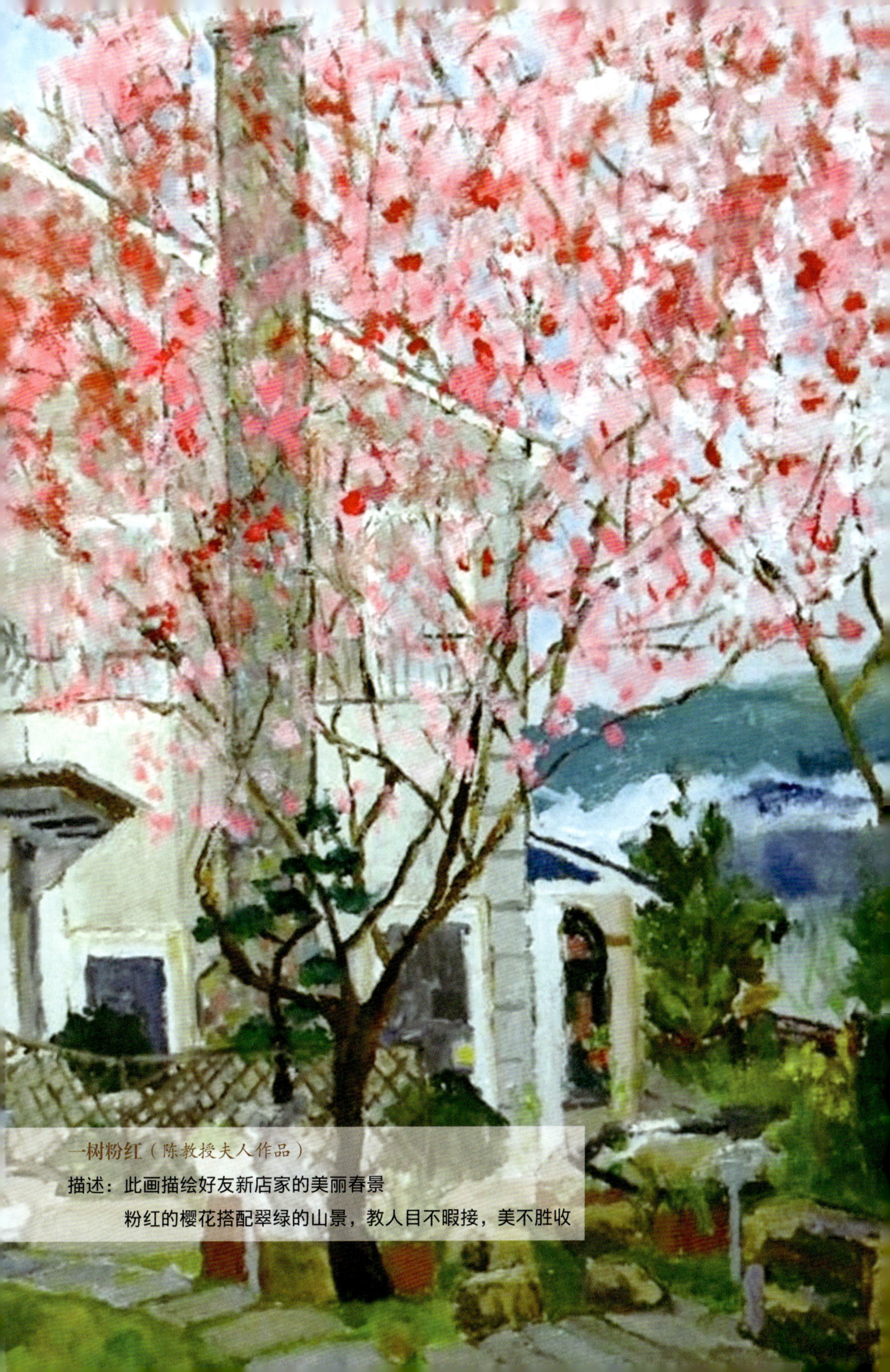

一树粉红（陈教授夫人作品）

描述：此画描绘好友新店家的美丽春景

粉红的樱花搭配翠绿的山景，教人目不暇接，美不胜收

AME医学科普系列图书序言

一位好友，她的先生是香港的一位医学教授。不久前，她跟我分享了她先生被她的父母戏称为“不懂医”的经历。

20世纪90年代，她和她先生认识时，他已是医学博士，那时她父母觉得博士就是什么都懂了，所以无论头痛脑热还是民间偏方，都会问他，但他经常是想了想之后说，“这个我不太知道。”后来，她得了心肌炎，遍访名医，一直没治好，甚至病情越来越严重。连自己妻子的病都束手无策，这就让她父母觉得他更加“不懂医”了。

她先生的观点是：其实每一个医生的知识都是有限的，很多时候会被局限在自己的研究领域里，而一知半解的知识往往会误导患者。所以，就算是熟人请教病情，他也只会将自己知道的告诉别人，不知道的就说不知道。

2006年，她在英国一家规模不是很大的医院，由一位年资不高的医生通过射频消融的方法，治愈了困扰她十多年的心脏早搏。而在四年前，她父亲得了前列腺癌，放疗后因严重并发症——放置导尿管后的剧痛和出血，一度生命垂危。她的先生查找了很多资料，请了多位医生帮忙会诊，虽然最后在一定程度上控制住了出血，但她父亲生活质量仍很差，不可逆转。

这更让她深刻明白了，这些在普通人眼里认为什么都该懂的医生所面临的挑战。

她由衷感叹，医生对患者负责，无论主观还是客观，都不容易做到。作为医生，本着对患者负责的态度，切忌妄言。实事求是是一种美德，但实事求是不是放任不管，而应该是不断寻求新知识、想新办法，有所突破、有所作为。

AME推出“医学科普系列图书”，精心打磨内容，层层把关文字，参与编撰的专家均是在各自领域深耕多年的临床医生或专家学者。我们所期冀的是——您在越来越“懂”的同时，和我们一样，时刻对医学抱有“不懂”的敬畏之心。“知之为知之，不知为不知”，才是医学进步的动力。

我们希望书里鲜活生动的故事、图文并茂的内容，能推广或普及一些医学的新技术、新观念，呼唤大众更关注健康，有意识地去选择一些健康的生活方式；更希望在科普的同时，能够带您走近、回归医学的本源——无论是西医的“视触叩听”，还是中医的“望闻问切”，都说明了医学之艰深辽阔，并非纸上笔墨能道尽；遇到问题时，更应寻求专业医生的帮助。因此，我们对书中观点不作评议，更不希望读者依葫芦画瓢、照本宣科去治病。

如果这个系列的图书，能够为您开辟新的角度与视野，提供一些帮助与启发，便已善莫大焉。“吾生也有涯，而知也无涯。”医学科普，无论于写书人，还是于读书人，都有如浩瀚银河中摘星之旅。愿我们皆可博学之，审问之，慎思之，明辨之。以此共勉。

是为序。

AME出版社社长

汪道远

序一

台湾大学医学院医学系外科陈晋兴教授出版《英雄为何气短？肺与肺病》一书已十年，以往新闻气象总是关注每日气温高低，或是有无刮风下雨。而今大众更关心的是各地空气污染情况，是否有PM2.5尘暴，是否适合在室外活动等。我们的环境变化快速，空气质量问题日益严重是不争的事实，在这样的条件下，我们更应该重视自身肺部的健康与保养。

我们的医疗及健保制度近年来也有不少变革。随着医学科技日益进步、治疗方法多元化，治疗成果也明显改善。从理论上讲，患者的满意程度会大幅提升，医患关系应更为融洽。但是，我们却见到医疗纠纷仍日渐增加，这有形或无形地造成人力、物力耗损，以及社会的不和谐。改善之道，一方面，除了加强医生的医学伦理教育；另一方面，也应提升民众对医药健康知识的水平，对自己的身体与疾病有更深入的认识，从而对医护人员的工作更为明了。这样通过医患双方的努力，以及相互间的沟通，必能使医患关系更为和谐，更进一步提升我们的医疗水平。

诚如作者陈教授所言，最能有效传达知识的方法就是大众传播、著书立言，让每一个人都能喜欢看，而广为流传。陈教授新版的《英雄为何气短？肺与肺病》内容相当盎然有趣，深入浅出，并以实例方式引导大家认识自己的胸腔及相关的疾病，阅读后必能获益良多。

台湾大学校长，“中央研究院院士”

楊泮池

序二

陈晋兴医生，台湾大学医学院附设医院最年轻的外科学教授，平日除忙于患者的诊疗服务、学生教学、医学研究，以及行政管理等工作外，也不忘记民众的健康知识教育。在对患者的诊疗照顾中，对于患者与家属的健康教育也是极为重要的一部分，除了让患者及家属了解病情、疾病的来龙去脉，以及如何治疗外，也让患者得以配合治疗，维持健康的生活作息，更让患者心理得以舒缓压力。因此，陈教授除汲汲于日常患者照顾中的病情说明与卫生教育外，更希望通过写书，以使更广大的民众可以得到正确的知识与信息。

医学院教授之责不只是教育医学生，使之成为未来良医；更有社会责任，让民众获知最正确的医学知识。陈晋兴教授善尽其责，在课堂上对学生谆谆教诲，在诊间耐心回答患者及家属的各种问题，亦通过《英雄为何气短？肺与肺病》一书传播最正确的肺部医学知识给普罗大众。《英雄为何气短？肺与肺病》一书详细记载了许多与肺部相关的疾病诊断与治疗，以图文并茂、深入浅出的内容，让民众轻松了解自己的肺部，并借由阅读此书建立民众的警觉之心，当胸腔发出警讯时，把握就医良机，避免小病变大病，以保健康美好的人生。

此外，近来媒体大幅报道使民众担心害怕的PM2.5，在《英雄为何气短？肺与肺病》此次的改版中，陈教授也特地撰文介绍，帮助读者认识何谓PM2.5，以及它可能带来的危害，并期待大家共同努力以减少空气污染及PM2.5对于肺部所造成的损害。相信经由阅读本书，大家一定可以获得许多与肺部及肺病相关的知识，并进而促使大家保重身体。

台湾大学医学院院长

張上淳

序三

本院外科部陈晋兴医生所撰写的《英雄为何气短？肺与肺病》一书长年盘据健康世界出版社的畅销书排行榜，历经十年长销。为了说明现今肺病的新趋势，以及更符合社会环境变迁下肺病的种种变化，《英雄为何气短？肺与肺病》有了如今第二版的新作问世。

许多时候，患者对于疾病与治疗有太多的疑问，但医生的看诊时间有限，未能一一细答；患者及其家属回到家中越想问题越多，在无法及时询问医生的当下，便利的网络搜寻即成了他们解惑的利器。惟网络信息繁杂，恐导致患者与家属存在错误观念，更有甚者造成医患关系的紧张与鸿沟，都将不利疾病的治疗。

浩瀚网海中的无穷信息纷沓而来，不如阅读一本精辟专书来得更为有益，所有与肺部有关的生理变化、疾病与治疗照护方式，《英雄为何气短？肺与肺病》皆有详实记载，却难见艰涩内容，为的就是让所有人都能轻松阅读，并能获取最正确的肺部知识。

陈医生为人亲切，是患者眼中的良医，且在这十年内有不少世界级的肺病治疗创新方法。感谢他在百忙中完成此书，造福病友与读者，期待《英雄为何气短？肺与肺病》能成为您与医生间最佳的沟通桥梁。

台湾大学医院院长

何弘能

序四

曾几何时，我们的上空能见到蓝天白云的日子越来越少，取而代之的是灰蒙蒙的天空，似乎老天爷在我们的头顶上倒盖了一个大碗，将原本属于你我的蓝天白云隔绝于九霄云外。

我们每天呼吸着不同浓度的PM2.5污染的空气，却不曾思考过这些脏空气吸进肺部后，人体是否有能力将废物排出体外。台湾这几年越来越流行路跑活动，也曾在新闻报导中看到参与路跑的选手在比赛进行中突然昏倒、休克等意外状况。但是又有几个举办路跑的主办单位在开跑前监测空气质量，以决定当日比赛是否进行？

现代人越来越重视身体健康，知道身体检查与保持运动习惯的重要，但是对于肺的功能与肺部的各项疾病却认识不深。本书《英雄为何气短？肺与肺病》已畅销十年，戮力于让广大民众了解各种肺病的相关知识。许多读者都是在得了肺部疾病后才来反复阅读本书，但事实上更重要的是如何预防及早期诊治肺病。除了戒烟、配戴口罩，PM2.5超标时减少户外活动之外，定期进行“低剂量计算机断层扫描（CT）检查”更是及早诊断肺癌的最佳利器。

陈晋兴教授是一位相当杰出的胸外科医生，专业亲切兼备，更难得的是他视病犹亲，总是将患者当家人般照顾，因此总能与患者家属打成一片。陈教授每日在教学、研究、问诊与手术间穿梭，将肺病的成因、过程、治疗、风险以及预后等相关知识化为浅显易懂的文字，向读者解释身体健康与肺部疾病的重要性。本书多篇开头皆以实例说明，使读者经由他人的案例来审视自己与家人的肺部健康，共鸣度高且发人深省。

台湾正处于顾环保与拼经济难以两全的抉择之下，我们往往选择了发展经济，却忘了自然环境，一旦遭受迫害，即使花上数倍之力也难以复原。人类的肺部无法像空气滤清器的滤网般清洗或更换。本书深入浅出的专业说明，期盼在我们每日大口深呼吸前，能定期接受肺癌筛检。

共同推广肺病防治观念，实属你我都责无旁贷的义务与使命！

台湾大学外科特聘教授
前台湾大学医院外科部主任
赖鸿绪

序五

肺部功能的健康与人们的生活质量息息相关。由于吸烟、空气与环境污染，生活、饮食与卫生习惯改变，有些肺部疾病，如哮喘，三十年来罹患人口持续增加，学龄孩童近20％都罹患有哮喘，肺癌目前已被列为民众癌症死因的首位，而肺炎则是感染性疾病患者的最大杀手。虽然目前坊间关于肺病的书不少，但能兼顾医学专业知识，写成民众易读易懂的文字，则十分可贵。陈晋兴教授撰写的《英雄为何气短？肺与肺病》一书，堪称最佳范例。

本书包含四大部分：诊断篇、疾病篇、治疗篇以及生活篇。建议读者在阅读时循序渐进，从了解自己的身体与肺功能开始，进而明白若是遇到肺部有结节或是肺病相关征兆时该如何处理与治疗。本书对于各种检查技术与手术方法都有深入浅出的介绍，对于肺癌的病因、种类与治疗也有十分详尽的说明。对于大众最担心的胸腔手术更是从术前的评估、各类手术方法的优缺点比较，到手术后可能的并发症及护理注意事项等皆一一分析。从专业医生的角度对读者细心解说，让大众对肺部疾病能深入了解。

人们对于疾病的恐惧往往不在病情的轻重，而是对于病情以及治疗过程的不了解。因此，本书的出版可在患者以及家属心中，点亮一盏对抗肺病的明灯，让人安心接受各种治疗，进而战胜病魔。

空气质量与你我的健康有着密不可分的关系！我们可以从规劝身边的亲朋好友努力戒烟开始，而当家附近有工厂趁机排放黑烟时，也该发挥道德勇气进行检举。这些看似简单的举动却能让空气质量得到改善的机会。只要我们有心，相信我们头顶的天空可以越来越晴朗，你我呼吸的空气也会越来越清新。

台湾大学医院内科部主任
台湾胸腔暨重症医学会理事长
余忠仁

序六
健康，从呼吸开始！

自从第一版《英雄为何气短？肺与肺病》出版至今，已有十年了。十年来社会及医疗环境变迁许多，肺病死亡人数已超过肝癌。随着肺病知识的传播，大家越来越关心肺病防治、肺病筛检及空气的质量，我也觉得《英雄为何气短？肺与肺病》必须更新内容，与时俱进了。

感谢当年健康世界出版社为我出版《英雄为何气短？肺与肺病》。陈荣基社长告诉我："外科医生通常很忙，没有时间向患者做卫生教育及解释病情，因此你只要将你想要让患者知道的东西写出来就可以了。"就是抱着这样向患者解释病情的心情，让我一路坚持至今。记得有一位患者看了我的文章后告诉我："陈医生，我觉得你文章中描写的情况和我的病情完全一样，尤其最后你提到发现疾病不一定是坏事，也可能是上天善意的提醒，要我们注意身体健康，因此我愿意接受你的治疗。"这位患者接受手术至今已多年，身体情况良好，他的家人和我也成了好朋友。

罹患肺病或接受胸腔手术，对患者或家属而言都是重大的人生事件。绝大多数患者及家属对于肺病一知半解，更不用说胸腔手术的术前评估、手术内容、手术风险，以及术后恢复等专业知识。因不了解产生的恐惧，常让患者害怕治疗，因而延误病情。好的医疗文章是患者和疾病，以及患者和医生之间的桥梁。它可以让患者更好地认清疾病，拉近患者和医生之间的距离，进而改善治疗效果，提高医疗质量。

除了完成《英雄为何气短？肺与肺病》的改版，我们一群关心肺病防治及空气质量的好朋友，也成立了“财团法人肺病防治基金会”，希望推广呼吸保健的观念及肺癌筛检的知识，为肺病防治贡献心力。很高兴这本书终能改版，如果能因此帮助民众更加了解肺病，珍惜环境，促进健康，就是我最大的满足了。

陳晉興

前言

自古英雄不论拜将封相或富可敌国,都必须有健康的身体做后盾。现代人越来越了解自己各器官的状况，测血压有血压计，测血糖有血糖仪，测肝脏或肾脏功能可以抽血，但您要如何才能知道您每分钟都在呼吸的肺脏，它的功能是否正常？您是否知道肺癌是我国人民健康最大的杀手，我们该如何早期侦测？本书将告诉您评估肺功能的方法以及常见肺病的知识，希望大家都能豪气干云、健步如飞地快意人生，不致沦为气短如丝、自怨自艾的悲剧英雄。

目录 Contents

诊断篇 001

疾病篇 025

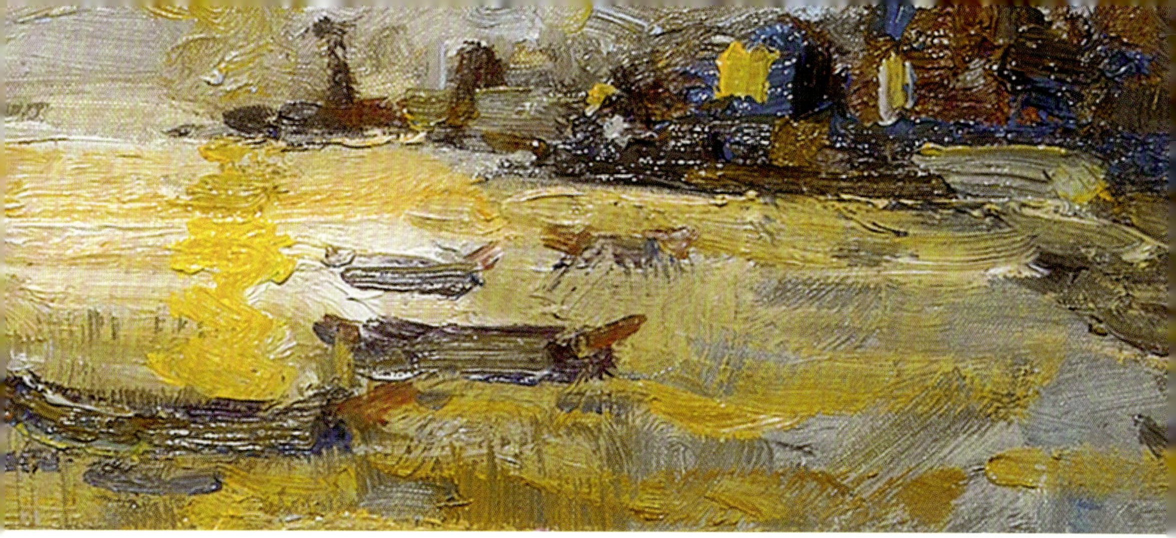

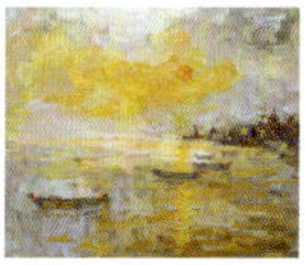

彩霞满渔船2005

描绘的是我们最喜爱的淡水暮色，渔船悠闲地飘泊在淡水港湾，给人无限自在、幸福的满足。

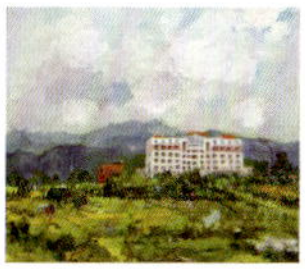

金山之春2016

是我们到台湾大学金山分院参访时留下的美丽印象。在风光明媚的北海岸同时拥有救人病苦的医院，真令人羡慕金山居民的福气。原画由作者张馥芳女士于2016年捐赠给台大金山分院。

诊断篇

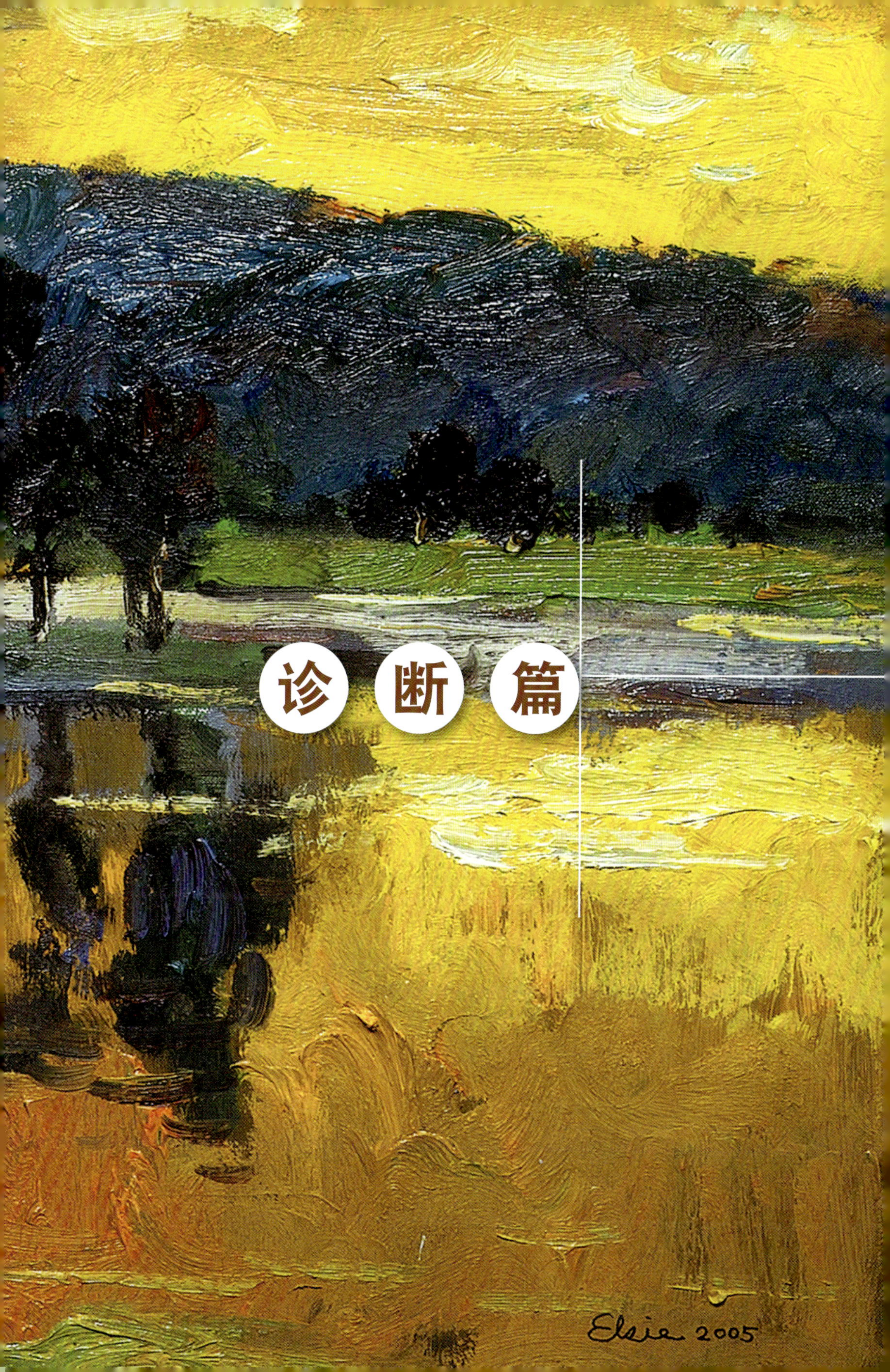

第一章
胸腔疾病常见的症状

当人体器官工作超过负荷或功能出现问题时，常会出现某些症状来提醒主人，胸腔器官也不例外。胸腔疾病常见的症状包括咳嗽、咯血、胸痛及呼吸困难等。这些症状正常人偶尔也会发生，若不是很严重，常常不会受到重视。

但这些症状也可能是严重心脏或肺脏疾病的冰山一角，因此不宜忽视。若能了解各种症状引起的原因及可能的病灶，并在就医时能够迅速给医生提供正确的信息，就能防微杜渐，确保自己身体的健康。

1　咳　嗽

闽南语有句俗谚："医生怕治咳嗽，泥水匠怕抓漏。"意思是指引起咳嗽的原因实在太多，因此医生不易找到病因，对症下药。

咳嗽是指身体突然产生的强力呼气反射动作，借以清除呼吸道的分泌物及异物，是保护呼吸道通畅及维持肺脏功能的重要机制。

咳嗽可以分为干咳及湿咳。干咳是指没有痰的咳嗽，常见的原因包含上呼吸道感染、哮喘、心力衰竭或受到刺激性气体、温度、微浮粒子的刺激。湿咳则是带有痰液的咳嗽，由于咳出来的痰和潜在的疾病密切相关，因此必须仔细观察其特质并告知医生，包含颜色、黏稠度、量、味道以及是否带有血丝或血块等。常见咳嗽及咯血的原因如表1所示。

咳嗽时，其他伴随的症状以及时间的长短也是了解咳嗽原因的重要线索，假如是感冒、急性呼吸道感染或刺激物引发的咳嗽，通常时间较短，来得急去得也快，很少发生后遗症。若是连续咳嗽超过3个星期，就可称为慢性咳嗽，必须深入追查引发咳嗽的原因。

表1 常见咳嗽及咯血的原因及特征

病 名	痰液特色及其他病征
急性炎症	
急性咽喉炎	干咳为主，通常由感冒引起
急性支气管炎	干咳为主，通常由感冒引起
急性肺炎	黄褐色浓痰，可合并发热、畏寒、呼吸困难、胸痛等
慢性炎症	
鼻涕倒流	慢性咳嗽及黏液状黄色痰，常合并慢性鼻炎
慢性支气管炎	慢性咳嗽及黏液状黄色痰，通常由长期吸烟导致
支气管扩张*	慢性咳嗽及黄褐色浓痰，偶尔合并血丝痰或咯血
肺结核*	干咳、黄褐色痰或咯血皆可能。患者会合并发热、倦怠、食欲不振等症状
反流性食管炎	慢性干咳，通常在夜晚发生，常合并胃酸逆流及心脏灼热感
哮喘	慢性咳嗽，发作时会呼吸困难
心脏血管疾病	
心力衰竭*	慢性干咳，合并呼吸困难，有时出现血丝痰
肺动脉栓塞*	呼吸困难合并咯血
肺癌*	干咳或有痰，有时会有咯血现象
异物刺激	
食物或口水	呛到食物或口水时会产生剧烈干咳
刺激性气体或吸烟	剧烈干咳，但长期吸烟者会产生慢性咳嗽及黄痰

*，咯血常见的原因。

咳嗽时也必须注意是否合并呼吸困难、咯血及胸痛等症状。另外，咳嗽也和体质有关。某些人因为支气管较敏感，动不动就咳得上气不接下气，某些人则是感冒或支气管炎症之后留下的后遗症，还有些人长期吸烟或受到空气污染，这些因素都必须列入考虑、综合判断，才能找到咳嗽的真正原因。

痰液检查是判断咳嗽原因的重要手段。通常医生可以利用患者的痰进行显微镜检查、细菌培养以及细胞学检查，以判断患者是否受到细菌感染或罹患癌症。

至于咳嗽的治疗则必须找出病因，对症下药，才能根本解决咳嗽的问题。若只是使用止咳药物，则停药后很容易复发。

2 咯 血

咯血是指咳出来的痰内出现血丝、血块或咳出鲜血来。咯血及咳痰的原因类似，主要还是由呼吸道的急性或慢性炎症引起（表1），其差别主要在于若病变或炎症程度较严重时，会侵犯到支气管或细支气管旁的血管，此时，咳出的痰就会带血。

另外，像肺癌或心血管疾病，也会并发咯血的症状。咯血的治疗原则包含：①治疗引起咯血的病因。②改善咯血的症状，以避免大量咯血引发呼吸衰竭及休克等并发症。目前有一些止血的药物可以改善出血的情况，但若出血程度太过严重，则应考虑接受血管造影检查，找到大量出血的血管，予以栓塞。假使连血管栓塞都无法止血且病变位于局部肺脏，也可考虑采取手术方式将病灶切除。

3 胸 痛

“西施捧心，东施效颦。”几乎每一个人都曾有过胸痛的经验。胸腔内会引起疼痛的器官，除了肺脏及心脏外，还包含食管、气管以及大动脉等。此外，包围胸腔的皮肤、肌肉及骨骼等器官发生病变或受伤，或胸腔附近器官（如脖子或腹部器官）有炎症时，也可能会造成胸痛。另外，某些人因工作或生活上的压力过大，也会引起胸痛。由此可知，引发胸痛的原因非常广泛，包含许多生理及心理的问题。常见胸痛的原因如表2所示。

表2　常见胸痛的原因及特征

病　名	疼痛位置	疼痛特征及时间
心血管系统		
冠心病或心肌梗死	胸骨后方或遍及前胸	合并胸闷、紧绷及沉重感，持续1~5分钟后常会自动缓解
主动脉夹层	前胸痛至后背	突然发作的持续性剧烈疼痛
呼吸系统		
支气管炎	前胸	中等程度的胸痛，咳嗽时胸痛程度会加剧
肺炎	与肺炎的位置对应	中等程度的胸痛，咳嗽时胸痛程度会加剧
胸膜炎（脓胸、气胸等）	与胸膜的位置对应	持续性剧烈疼痛，呼吸或咳嗽时疼痛程度会加剧
胸部肌肉骨骼系统		
肌肉拉伤	与肌肉拉伤的位置对应	与某特定姿势相关，疼痛会随时间减轻
肋骨或胸骨骨折	与骨折的位置对应	持续性剧烈疼痛，呼吸或咳嗽时程度会加剧
其他原因		
反流性食管炎	胸骨后方或背部	心灼热感，通常在用餐后发生
焦　虑	前胸或胸骨周围	刺痛或隐隐作痛，持续数小时或一整天

患者的年龄，胸痛的位置、程度、持续的时间以及并发的症状，是判断胸痛原因的重要线索。年轻人的胸痛常因焦虑或工作压力所引起，疼痛通常位于前胸或胸骨周围，偶尔会并发胸闷的感觉。老年人对疼痛的敏感度较低，因此胸痛时需特别注意，可能会有心血管或肺脏的问题。

就疼痛的程度而言，心血管系统或胸腔器官炎症所引起的疼痛，通常非常剧烈且难以忍受，这类的疼痛会让患者迅速就医。至于隐隐作痛的情况也不能轻视，因为这可能代表疾病的早期表征。假如胸痛的程度和呼吸或咳嗽有关，这种胸痛又称为胸膜痛，通常代表胸膜腔或其邻近器官的炎症反应。

由于引发胸痛的原因包含许多致命的疾病，因此常引起患者的恐慌。要区分胸痛是生理上的疾病还是心理上的因素，可以根据胸痛是否会让患者由睡梦中痛醒来判断。若胸痛只在神智清醒的时候发生，睡着后便不再感到疼痛，则心理因素可能占了极大部分；但假如胸痛会让患者由睡眠中痛醒，表示可能有生理上的重大病变，必须尽快就医。

4 呼吸困难

呼吸困难是一种相当主观的感受，通常代表呼吸的节奏赶不上身体的需求。呼吸的目的是要吸入氧气，并排除身体产生的二氧化碳。为了达到这个目的，人体大脑的呼吸中枢会有固定的呼吸节奏。当激烈运动后或肺脏有病变时，呼吸运动的节奏赶不上身体的需要，此时体内的二氧化碳会持续上升，氧气会下降，因而会刺激大脑的呼吸中枢从而有呼吸困难的感觉。但当太过兴奋或紧张时，呼吸中枢也可能受到刺激而产生呼吸困难的感觉。

即使正常人也可能会有呼吸困难的经历：如跑完5 000米、登上玉山顶峰或找工作和老板面试的时候。呼吸困难的程度和患者的肺功能并没有绝对的关系，某些人肺功能完全正常，却会有呼吸困难的感觉；但也有些患长期肺病的人，明明已经很喘，呼吸速度大于每分钟30次，却没有呼吸困难的感觉，这表示脑部的呼吸中枢已经适应了快速的呼吸节奏。但长期肺病的患者如果并发急性呼吸道感染，就会产生呼吸困难的症状。

呼吸困难的治疗可分为两个层面，包括生理上及心理上。就生理层面而言，必须找出引起呼吸困难的原因，如肺脏或心血管问题，加以矫正。就心理层面而言，紧张或焦虑常会引起患者的呼吸困难，因此，若能给患者提供安全舒适的环境，通常可以改善其呼吸困难的程度。而吗啡类镇痛药则由于会抑制呼吸中枢接受外来的刺激，因此也会改善患者呼吸困难的感觉。但由于吗啡类镇痛药的不良反应太大，且有药物成瘾的问题，通常只使用于癌症末期的患者。

5 结语

咳嗽、咯血、胸痛及呼吸困难是胸腔器官超出工作负荷或功能严重受损的重要警讯，也是保护器官正常运作的重要机制。因此，出现这些症状时不宜掉以轻心，但也不需过于恐慌。假如我们能对这些症状及其可能的潜在疾病多一分了解，身体健康就可多一分保障。

第二章

了解身体从了解自己的肺功能开始

许多人好久不曾运动，突然有一天和家人或好友出外爬山时才发现自己体力大不如前，原本以为可以一口气攻到山顶，没想到才爬几个阶梯便胸闷、心跳急促、气喘如牛，因此怀疑自己肺功能不好。

肺功能到底包含哪些项目？如何测量？胸部X线透视、摄片或计算机断层扫描（CT）可以看出肺功能好坏吗？怎样的肺功能才算正常？本文将带您认识自己的肺功能。

1 肺量计检查

呼吸的功能是将体外的氧气带给身体内的细胞，同时把身体细胞所产生的二氧化碳带出体外。在剧烈运动或严重疾病发生时，身体细胞会消耗数倍的氧气，并产生大量的二氧化碳。为了获得足够氧气，迅速排出二氧化碳，身体内的许多器官功能必须良好且相互配合。否则，任何一个环节出现问题，都会使身体内氧气浓度下降或二氧化碳浓度上升，而引起呼吸困难，甚至呼吸衰竭。

要吸入足够的氧气进入肺脏，同时将体内产生的二氧化碳排出体外，首先要有良好的肺功能。目前最常使用的肺功能检测称为肺量计（spirometry）检查，也就是俗称的肺功能检查。

许多健康检查中心都将肺量计检查列为例行性的检查（图1）。此检查的做法是请受试者面对一部机器，将气完全吸饱后再用力、快速地将气完全呼出，此时呼出空气的总量称为用力肺活量（Forced Vital Capacity，

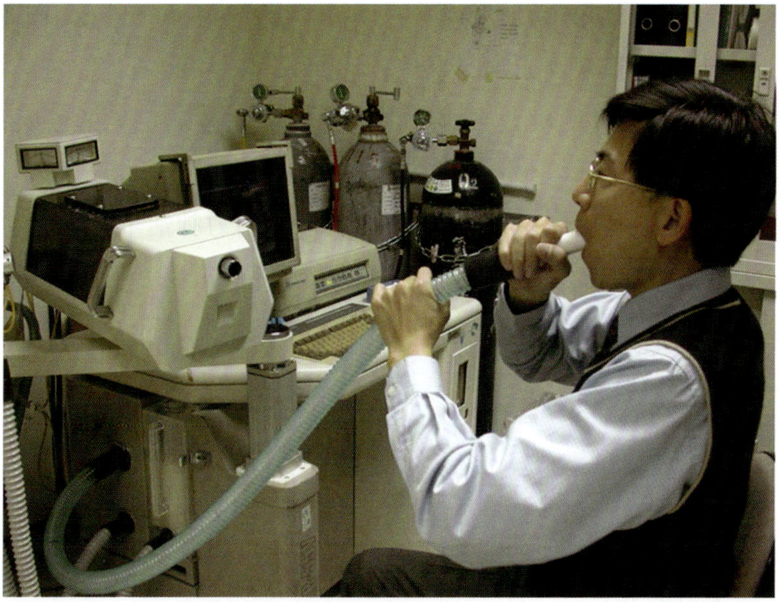

图1　肺量计检查

受试者接受检查时，必须将气吸饱，之后在最短的时间内将吸入的空气完全呼出。

FVC）。一般人用力呼气的时间约需3秒钟，其中大部分空气在第1秒内就呼出，因此我们将第1秒内呼出空气的量称为第1秒用力呼气量（Forced Expiratory Volume in One Second，FEV_1），而第1秒用力呼气量占用力肺活量百分率（FEV_1/FVC）是常用于判断肺通气功能情况的重要指标。肺量计检查同时也可以分析呼气及吸气时空气流量的变化。

用力肺活量、第1秒用力呼气量及FEV_1/FVC和受试者的年龄、性别及身高有关。一般成年人的用力肺活量为3.0~4.5 L。人的肺功能在20~30岁时达到颠峰，之后就会逐年下降。肺功能检查完毕后，机器上会显示出你和同年龄、同体型人的比较值。若你的用力肺活量、第1秒用力呼气量能达到平均水平的80%，且FEV_1/FVC达到平均水准的70%，则肺功能算是正常的。

至于肺功能异常的患者可简单分为三类：

第一类为局限型肺功能异常：这类患者的用力肺活量小于正常人的80%，表示患者没有力气或胸腔容积较小，无法一次吸入足够量的空气，因此，只好增加呼吸的次数来排除体内的二氧化碳。常见的局限性肺功能异常如表1所示。

第二种为阻塞型肺功能异常：这类患者的用力肺活量正常，但FEV_1/FVC很差，比值不到正常人的70%，表示患者呼吸道阻塞，需较长的时间才能将气呼完。长期吸烟引发的肺病通常属于此类。常见阻塞型肺功能异常的原因如表2所示。

表1　常见局限型肺功能异常（FVC<80%）的原因

病　名	原　因
肺脏病变	
肺炎、肺纤维化	健康的肺脏组织减少
肺脏手术术后	
肺叶切除术后	部分肺脏被切除
胸壁疾病	
漏斗胸	胸腔体积减少
胸膜腔疾病	
气胸、血胸	肺脏被胸膜腔内的空气或液体压迫
神经或肌肉疾病	
脑卒中、肌肉萎缩	呼吸肌无力，无法吸入足够空气

表2　常见阻塞型肺功能异常（FEV_1/FVC<70%）的原因

病　名	原　因
哮喘	小呼吸道痉挛引发管径狭窄
慢性阻塞性肺疾病	小呼吸道长期发炎引发管径狭窄
气管、支气管狭窄或异物	呼吸道因肿瘤、良性疾病或异物阻塞引起管径狭窄

第三种为混合型肺功能异常：用力肺活量及FEV_1/FVC都很差，通常出现于严重肺病的患者，如表3所示。

表3 何时应考虑接受运动肺功能检查

● 轻微运动引发呼吸困难	● 不明原因的运动能力下降
● 运动能力不良的严重度评估	● 评估药物或复健治疗的疗效
● 手术前的危险性评估	

2 动脉血气分析

动脉血气分析是了解肺脏内气体交换功能的重要检查。一般抽血检查时抽的是静脉血。静脉血是指血液中氧气已经被周边细胞消耗掉的血，因此颜色为暗红色。动脉血则是刚由肺脏经过氧气及二氧化碳交换，但还没有被细胞利用的血液，因此，动脉血液中氧气及二氧化碳浓度的数值能反应肺脏气体交换的能力。

大体而言，肺脏氧气交换能力越好，则动脉血内氧气的分压就越高，血液看起来就越鲜红。通常肺脏功能正常的患者，动脉血氧气的分压应>60 mmHg。若肺脏有病变，无法进行良好的气体交换时，则动脉血氧气的分压就会下降，血液的颜色就会偏向暗红色。若动脉血氧气分压长期<50 mmHg，细胞就会出现缺氧的状况。另外，动脉血气分析也可以测量血液中二氧化碳的分压。正常人二氧化碳的分压约为40 mmHg，若患者的检查数值>50 mmHg，代表患者肺脏无法有效排出二氧化碳，可能有呼吸衰竭的现象。

3 运动肺功能检查

肺量计检查只测量单次呼吸的最大吐气量，并没有测量心血管功能及受试者持续的运动能力。人要能正常的生活及运动，除了必须要有正常的肺脏功能外，良好的心血管功能、足够的肌肉耐力以及持续运动的能力也非常重要。

运动肺功能检查是让受试者接受运动测试（通常是骑脚踏车，如图2所示，或使用跑步机）一段时间，并逐渐增加运动量，来测量受试者运动时所消耗的氧气量及各项生理指标，借以说明患者体能状况或鉴别疾病的种类。

若受试者的氧气消耗量可以随着运动量的增加而上升，表示受试者的肺脏及心血管功能状况良好，因而能提供肌肉组织足够的氧气。相反，若受试者的肺脏或心血管功能不佳，则剧烈运动时氧气消耗量低，

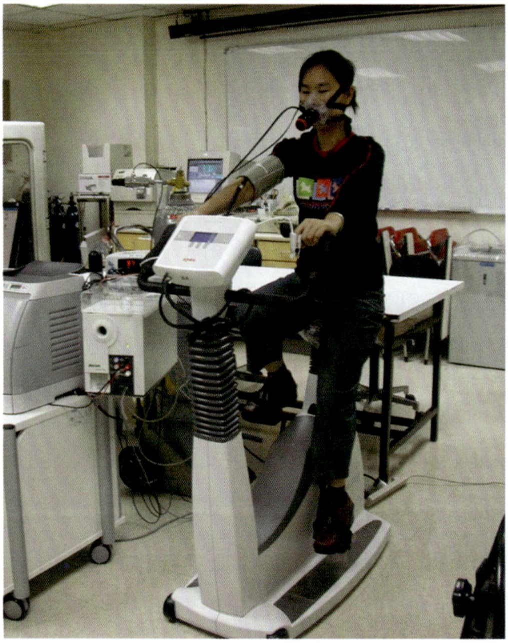

图2 运动肺功能检查

检查时，受试者骑脚踏车一段时间，并逐渐增加运动量。为了测量运动时所消耗的氧气量及各项生理指标，受试者需戴上面罩，接上心电图及血压计，以了解受试者的体能状况及运动时的生理变化。

无法将足够的氧气运送到周边组织，就会引发哮喘、心脏无力、血压下降等现象。

运动肺功能检查的主要目的是测量受试者的氧气最大消耗值。此数值和受试者的性别、年龄及身高有关。测量完毕只要输入受试者的基本数据，便可以知道受试者的氧气最大消耗值和正常人的比值，从而了解受试者的心肺功能。一般而言，比值越高，代表受试者心肺功能越好。何时应考虑接受运动肺功能检查如表3所示。

4　胸部X线、CT或磁共振成像（MRI）可以评估肺功能好坏吗?

原则上胸部X线、CT或MRI都是检测患者是否有解剖结构上的异常或占位性病变的手段，并不适合作为判断肺功能的依据。但有经验的医生有时仍可借由这些检查判断患者可能的病变，以便安排进一步合适的肺功能或心血管功能检查。

5　结 语

呼吸功能主要分为两部分：一为换气功能，指的是将外界空气吸入肺脏，并将二氧化碳排出体外的能力；另一为氧合功能，指的是肺脏将缺氧血变成充氧血的能力。但要生龙活虎，做到任何自己想做的事情，则必须要有好的呼吸功能、心血管功能以及神经肌肉功能。

整体而言，肺量计检查（肺功能检查）可以测量换气功能，而动脉血气分析则可以测量肺脏的氧合能力。至于运动肺功能则是属于综合性的检查，可以整体评估患者的肺脏、心血管及神经、肌肉功能。此外，对于原因不明的呼吸困难患者，医院其实还有许多其他检查方法可以找出病因。因此，下次再遇到“力不从心”的窘境时，不妨找胸腔科医生，从您的肺功能开始查起。

第三章

支气管镜检查也能做治疗

支气管镜检查是利用细小的内视镜深入患者的气管、支气管，甚至更小的支气管分支，以便对患者呼吸道的病变做诊断或治疗。

检查的工具可分为软式支气管镜及硬式支气管镜两种。软式支气管镜管腔较小，材质柔软，可经由鼻子放入呼吸道，并随着患者呼吸道弯曲，检查时患者感受较舒服，只要局部麻醉就可以完成；硬式支气管镜则是一根粗大的金属管子，必须在全身麻醉的状态下，由嘴巴放入呼吸道，就像吞剑表演一般。

1　支气管镜检查或治疗的时机

支气管镜检查的时机可分为诊断性及治疗性两类。在诊断方面，包含不明原因的剧烈咳嗽、咯血、呼吸困难、异物呛入或胸部X线及CT检查怀疑有呼吸道病变等。另外，若肺脏有肿瘤或发生弥漫性病变时，也可以利用支气管镜做切片检查。在治疗方面，则可利用支气管镜取出卡在呼吸道的异物或浓痰。若呼吸道有肿瘤压迫或因良性病变造成狭窄或阻塞时，也可以利用镭射激光烧灼从而解决呼吸道梗阻的问题，或放入气管或支气管支架，使呼吸道恢复畅通。

2　支气管镜检查新进展

最近有一项新型仪器将支气管镜及超声波技术结合，称为超声支气管镜（Endobronchial Ultrasonography，EBUS）。此项技术可以借由软式支气管镜内的超声波评估气管、支气管肿瘤侵袭管壁的深度，也可以借由超声波指引，精准进行气管及支气管旁肿瘤或淋巴结的切片，省去开刀的烦恼。若此技术再结合先进的影像导航系统，则连肺脏周边的病变也可以进行诊断及治疗。

3 注意事项

进行软式支气管镜检查前最好禁食4小时以上（包括药物、香烟及开水等）。检查前医护人员会在患者喉咙喷洒局部麻醉药，以减轻操作时的疼痛及不舒服感。操作过程中会给予氧气，并有血氧浓度及心电监测。检查中若有任何不舒服，可举手向医生示意，尽量避免说话或乱动。

做完检查或切片后，有时会有轻微咳嗽、发热，甚至咯血的现象，通常会逐渐缓解，不必太过紧张。但若症状严重且持续，则必须尽快与医生联络或到医院急诊处就诊。

4 优缺点

软式支气管镜与硬式支气管镜比较，软式支气管镜的优点在于管径较小，局部麻醉就可施行，安全性及舒适性较佳，因此使用广泛，目前已经变成门诊常规的检查（图1~图2）。硬式支气管镜则因管径较粗且材质坚硬，通常用于取出较大的肿瘤或异物，或较困难的呼吸道手术（图3）。软式及硬式支气管镜的优缺点比较如表1所示。

5 结 语

随着科技进步，越来越多针对软式支气管镜设计的特殊器械可以使用，因此，软式支气管镜有逐渐取代硬式支气管镜的趋势，同时安全性也越来越高。但由于局部麻醉，许多患者会非常紧张，反而造成呼吸道过度敏感，无法完成检查。其实检查时只要完全信赖医生，放松心情，必要时医生会适度使用镇静药或麻醉药，检查通常能在快速且毫无痛苦的情况下完成。

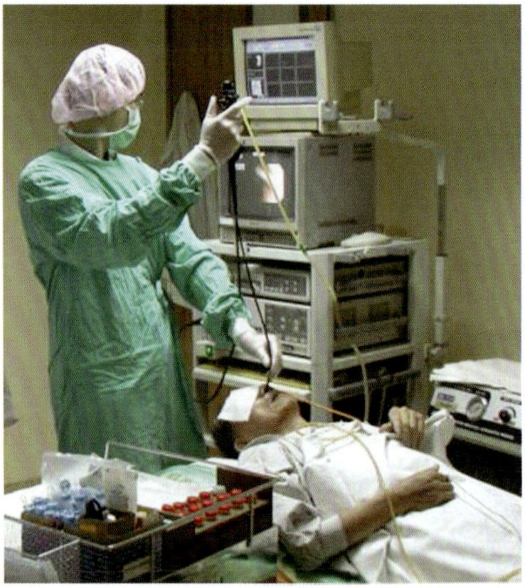

图1　软式支气管镜为门诊常规检查

软式支气管镜操作时，医生借由一根柔软细长的内视镜伸入患者呼吸道进行检查。

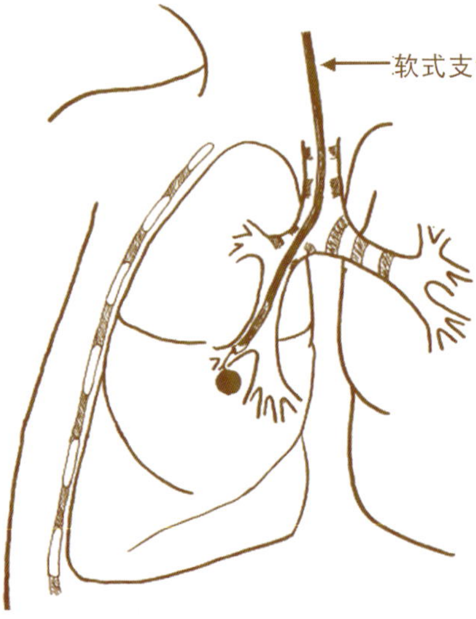

图2　软式支气管镜

软式支气管镜可以随着呼吸道的路径弯曲，到达病变的位置。

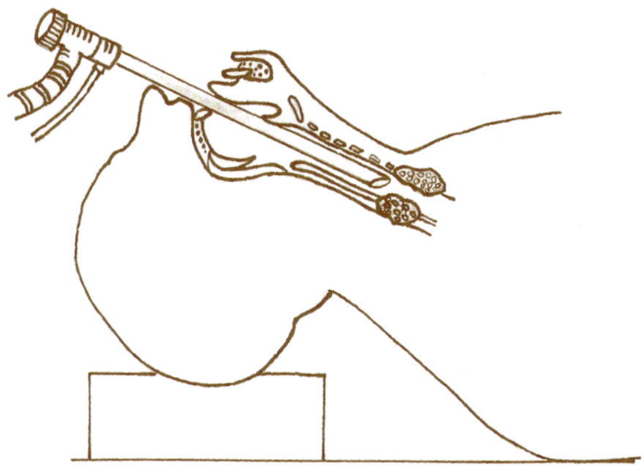

图3　硬式支气管镜

硬式支气管镜操作时，患者必须全身麻醉，头向后仰，让口腔、咽喉及气管连成一直线。之后医生会将粗硬的硬式支气管镜小心放入患者的气管内进行检查及治疗。

表1　软式及硬式支气管镜的比较

	软式支气管镜	硬式支气管镜
优点	• 管径小且材质柔软 • 局部麻醉 • 可以检查较细小的支气管 • 可进行肺脏切片 • 通常在门诊即可操作	• 可伸入较粗的器械 • 可取出较大的肿瘤或异物
缺点	• 无法取出较大的肿瘤或异物	• 管径粗且材质坚硬 • 全身麻醉 • 只能检查气管及较粗的支气管 • 必须在手术室内操作

第四章

胸腔镜手术在胸腔疾病的应用

志明的父亲是个老烟枪，平常稍微爬楼梯就会喘，到医院健康检查时意外发现左肺有一颗直径3 cm大的肿瘤，在经过一连串的检查后，确定这个肿瘤是早期肺癌，必须手术切除。一想到要在胸腔动大手术，志明不禁担心父亲身体是否承受得了。医生建议可以利用胸腔镜手术以减少术后疼痛及防止肺功能进一步恶化。胸腔镜手术到底是什么？胸腔镜手术真的比较安全吗？

胸腔镜手术是指利用电视内视镜及细长的内视镜器械，借由胸壁上的小伤口，伸入胸腔内进行手术。随着内视镜器械的发展及电视影像系统的进步，胸腔镜手术在胸腔疾病诊断及治疗的应用越来越广。借由胸腔镜，医生可以非常清楚、详细地观察患者胸腔内的病变，做适当的处置，并做病灶切除、止血或摘除肿瘤等治疗。胸腔镜手术一方面可减少开胸手术所引起的伤口疼痛及其他并发症，另一方面又兼具与开胸手术类似的诊断及治疗效果，因此，越来越受到医生的重视及患者的欢迎。

1　胸腔镜手术与传统开胸手术的差别

胸腔内包含许多人体赖以维生的器官，如心脏、肺脏及大血管等。一旦这些器官受到伤害，将对生命造成莫大威胁，因此受到坚实的骨骼及肌肉的保护。传统上要针对这些器官进行手术，必须作相当长的切口（至少25 cm），切断厚实的胸部肌肉，再打断及撑开保护心肺的骨骼（如胸骨、肋骨等），之后才能进入胸腔施行手术。

大范围地破坏原本负责呼吸功能的骨骼、肌肉，自然会对呼吸造成巨大影响，也需要相当长时间的恢复。若是患者原本身肺功能就不正常（事实上这正是绝大多数接受肺部手术患者的共同问题），如此大范围的手术无异于让原本脆弱的肺功能更加恶化，这也是在胸腔镜手术被广泛使用之前，开胸手术危险性居高不下、社会大众闻之却步的主要原因。

胸腔镜手术则可以巧妙地避免上述的缺点。它以装置在内视镜上的摄影机取代手术者的眼睛，用细长、精巧的器械取代手术者的双手。内视镜和器械皆可经由肋骨之间的空隙进入胸腔，轻易完成摘取病理标本或切除肿瘤，而不必大范围地破坏肌肉及骨骼。

一般胸腔镜手术仅需2~3个1.5 cm的伤口，因此可大幅减轻患者术后的疼痛、缩短住院日数、改善伤口美观并减少开胸手术的并发症（图1），而手术的质量也随着影像系统的进步及器械的改良创新而日益提高。

2　胸腔镜手术的应用时机

什么时候可以考虑利用胸腔镜来诊断疾病或治疗患者？原则上几乎所有原本必须接受开胸手术的患者皆可利用胸腔镜来施行手术。尤其对那些因为身体状况不佳或肺部功能太差而无法接受开胸手术的患者而

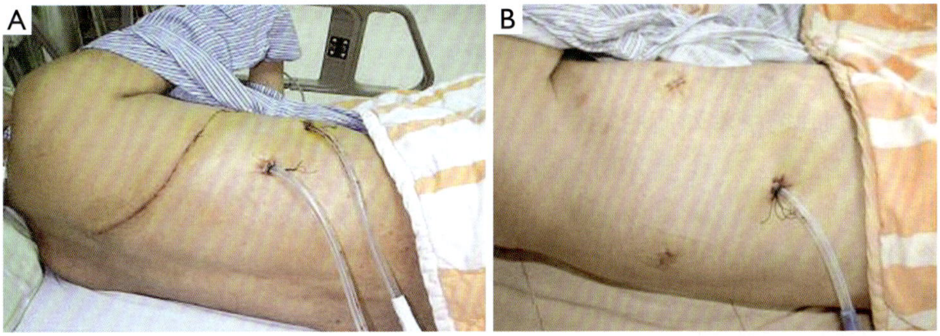

图1　传统开胸手术与胸腔镜手术伤口的比较

（A）传统后侧方开胸手术伤口约25 cm长，同时必须切断许多胸部肌肉及撑开肋骨才能进行手术；（B）胸腔镜手术可以大幅缩减伤口的长度，同时不需撑开肋骨，不但伤口美观，同时对患者呼吸功能影响小。

言，胸腔镜手术因对组织伤害小，术后恢复迅速，无疑是这类高危险患者的最佳选择。

胸腔镜手术常见的使用时机分为诊断性及治疗性两方面。诊断性如弥漫性肺部疾病、单发性及多发性肺部结节、纵隔腔肿瘤或淋巴结肿大及胸膜腔疾病的诊断等（表1）。治疗性如良性肺部疾病及纵隔腔肿瘤切除、胸腺切除、自发性气胸及肺泡性疾病的肺泡切除以及手汗症的治疗等（表2）。

近年来，外科医生对于食管疾病及早期肺癌采用胸腔镜手术方式也慢慢增加。随着器械的进步和外科医生技术的愈加娴熟，未来胸腔镜手术的使用势必有增无减。

3 胸腔镜手术的使用限制

既然胸腔镜手术比起传统开胸手术似乎有百利而无一害的优势，那么传统开胸手术到底还有没有存在的价值？而胸腔镜手术在使用上是否有其限制？一般来说，胸腔镜手术使用的器械虽可穿过肋骨间隙进入胸腔内执行某些固定、切割或剥离组织的功能，然而没有生命及感觉的器械即使制作得再精密，也无法与外科医生灵巧的双手及敏锐的触感相比。因此，某些需要大量缝合及绑线的手术，如气管及支气管切除及重建手术，目前仍不宜使用胸腔镜手术。

表1　胸腔镜手术对胸腔疾病的诊断

肺脏方面	● 不明原因的肺部结节 ● 弥漫性肺部疾病的肺脏切片
纵隔腔方面	● 纵隔腔淋巴结肿大 ● 纵隔腔肿瘤
胸膜腔方面	● 不明原因的胸膜腔积液 ● 胸膜腔肿瘤
其他	● 不明原因的心包积液

表2 胸腔镜手术对胸腔疾病的治疗

肺脏方面	● 良性肺肿瘤切除 ● 转移性肺肿瘤切除 ● 早期肺癌切除 ● 气泡性肺疾病的气泡切除 ● 肺气肿之容积缩减手术 ● 良性肺疾病肺叶切除
纵隔腔方面	● 重症肌无力胸腺切除 ● 纵隔腔良性肿瘤切除
胸膜腔方面	● 自发性气胸、血胸 ● 外伤性血胸 ● 脓胸、乳糜胸
其他	● 手汗症 ● 长期心包积液 ● 食管肿瘤或疾病 ● 脊椎疾病

良好的手术视野是完美胸腔镜手术不可或缺的条件。执行胸腔镜手术时最好使该侧的肺部停止充气并塌陷，才不至于让过度膨胀的肺脏阻挡了手术者的视线。然而某些患者因心肺功能不佳，无法承受一侧肺部塌陷而引起的血氧饱和度下降，或肿瘤过大，阻碍手术视野，或因胸腔内发炎、感染而导致极度粘连时，最好采取开胸手术的方式。

另外，急性大量出血或病灶与大血管贴近且界限不清时，也不宜采用胸腔镜手术，以避免因内视镜视野不清晰及器械感觉不灵敏而误伤重要组织，引起可怕的后遗症（表3）。

表3　不建议采用胸腔镜手术的情况

● 气管切除或重建手术	● 肿瘤过大（超过 7 cm）
● 胸腔内极度粘连	● 急性大量胸腔出血
● 病灶与大血管界限不清	● 患者无法承受一侧肺部塌陷

4　胸腔镜手术可能的并发症

胸腔镜手术虽可减少传统手术的并发症，但因患者身体状况、体质各不相同，且需全身麻醉，因此仍无法完全避免并发症的发生。

引起并发症的原因约可分为下列几项：

（1）患者体质及麻醉：胸腔镜手术与开胸手术的麻醉方式类似，皆使用全身麻醉。在让单侧肺部塌陷后还必须置放中央静脉导管、导尿管及动脉导管，以监测患者手术时心脏功能和血压、血氧及尿量的变化。然而患者若原本就有心血管或脑血管等方面的病变时，就可能会在术中或术后发生心律不齐、心肌梗死、脑卒中或心力衰竭等并发症。此外，胸腔镜手术后也可能并发肺部感染。

（2）与胸腔镜器械有关的并发症：施行胸腔镜手术时，器械及内视镜需由肋骨间隙进入胸腔内。因此当肋骨间隙太小或器械太粗时，可能会使肋间神经或血管受伤而导致伤口疼痛或出血。当胸膜粘连严重时，盲目或不当地放入器械则可能戳破肺脏而引起漏气或出血。使用内视镜器械时，若操作不当也可能引起肺部血肿、肺实质压碎伤或肺脏漏气等问题。

（3）术后可能的并发症：与所有手术一样，胸腔镜手术术后也可能遭遇伤口出血或感染；另外亦可能发生长期漏气、肺炎或脓胸等并发症。而患者术前的肺功能若太差，还有发生术后呼吸衰竭，甚至死亡的可能，但是其概率要比开胸手术减少许多。

5 结语

科技的发展一日千里，患者对手术质量、伤口美观及减轻病痛的要求也日益提高，未来接受胸腔镜手术的患者势必越来越多。然而科技、器械及设备的进步，永远无法取代外科医生的丰富经验及专业判断。何时可使用胸腔镜手术？可能会遇到哪些并发症？该如何处理及避免？何时又该使用开胸手术？都依赖医生的应用及掌控。

因此，选择可信赖的外科医生，并与医生充分沟通及讨论，才是保障自己身体健康及医疗质量的最好方法。

疾 病 篇

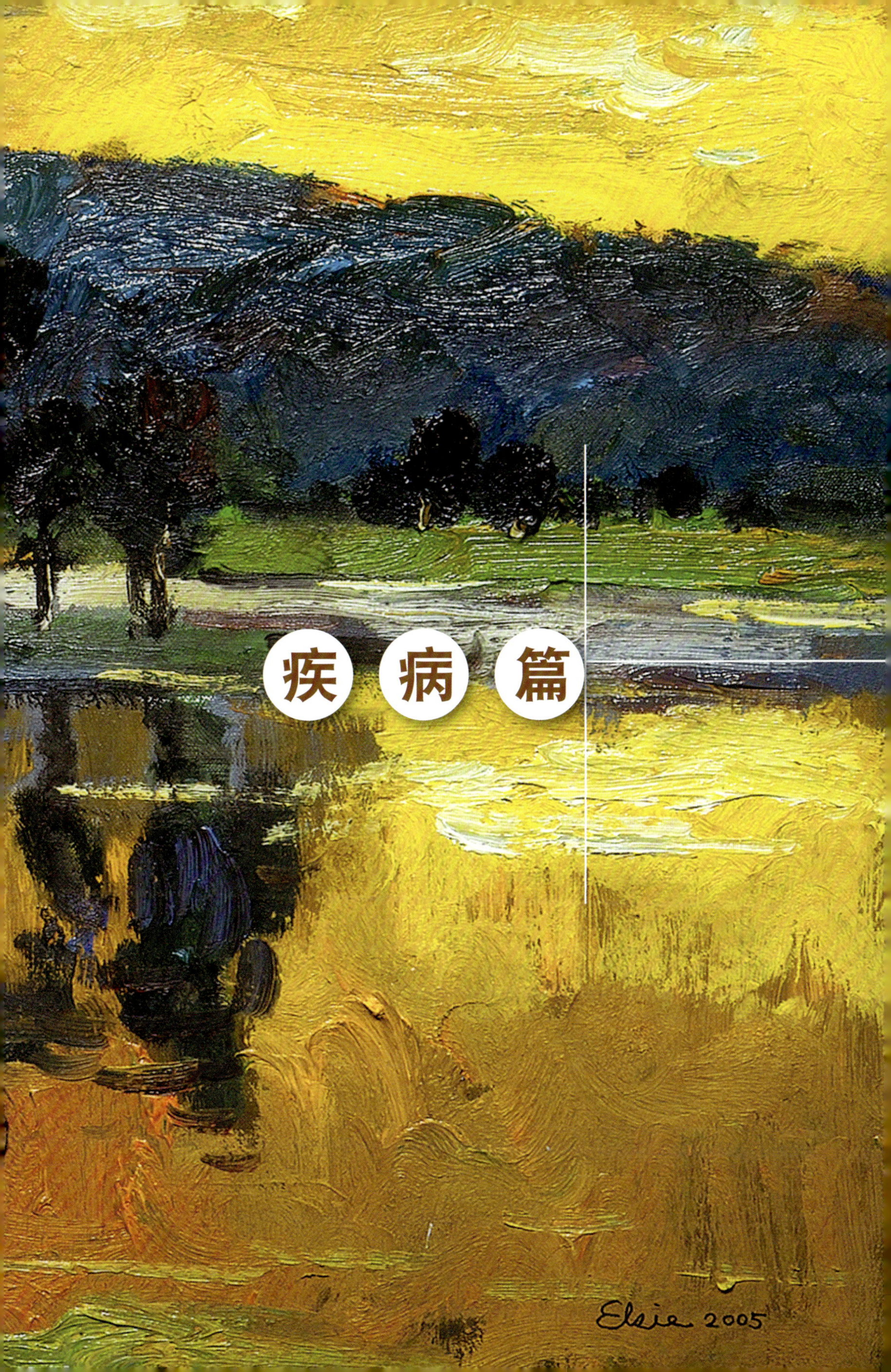

第五章

肺部结节，先别惊慌

肺部结节是指肺部出现直径小于3 cm的点状异常，通常是在接受X线或CT检查时意外发现。肺部结节有一颗出现的，也有可能多颗出现，甚至布满两侧肺脏。根据美国的研究调查显示，每1 000例胸部X线常规检查时约有1~2位患者会出现肺部结节。

对于肺部结节的处理，原则上医生通常会采取下列四种处理方式：①切除结节；②将切下的结节做切片检查；③定期以胸部X线片追踪观察；④不理它。至于哪一种方式才是最好的选择，则需视结节的大小、形状、有无钙化、一系列X线片检查的结果以及患者的意愿而定。一般来说：

（1）0.5 cm以下结节：追踪观察、暂不处理。

（2）0.5~1.0 cm结节：可进一步处理或追踪观察即可。

（3）1.0 cm以上结节：若结节的形状像恶性肿瘤，则应进一步检查及治疗。

当医生发生肺部结节时，这时我们要探究：为什么会引起肺部结节？常见的原因，现简单归纳如下：

（1）恶性肿瘤：有可能是原发性肺癌或转移性癌症。若是原发性肺癌，通常属于初期阶段。但若是之前有肝癌、乳腺癌或大肠癌等癌症的病史，肺部结节则应慎重处理。

（2）良性肿瘤：硬化性血管瘤、缺陷瘤。

（3）感染性结节：也就是因感染后形成的结节，包含肺结核、细菌引发、真菌引发。

（4）其他：昔日炎症遗留下来的瘢痕。

因为引起肺部结节有这些原因，于是可知发生的可能性很多，所以当肺部结节小于1 cm时，我建议：

（1）先观察。

（2）3~6个月后安排再做一次胸部CT。

可是，有些患者会很着急，忧心肿瘤会长大。

其实这也需要静心面对，因为肺癌细胞也是人类身体的细胞，有一定的成长速度，若要肿瘤体积长大成两倍，平均一般也需要3个月，也就是90~100天的时间。所以除非是生长得非常快的恶性肿瘤，否则3个月的观察期是很必要的。

然而，3个月的观察期，又要观察什么呢?

主要是看：结节是否因炎症引起的，若是因炎症引起会渐渐缩小，甚至消失了，因而可以断定当初是肺部有炎症。

另外，3个月的观察期后，如果结节的体积仍然一样大，医生则会这样处理：

（1）0.5 cm以下：观察、不处理。

（2）0.5~1.0 cm：若节结的形状像恶性肿瘤，可考虑处理，否则可继续追踪。

（3）1.0 cm以上：若形状像恶性肿瘤，考虑切除。

所以判断结节是否需要积极处理的关键：结节的形状究竟是像良性还是像恶性病变（表1）。

原则上说恶性结节，尤其原发性肺癌，通常它的形状及边缘不规则，具有一定的特征。比如肺腺癌是从肺部肺泡细胞开始，它沿着肺泡

表1　肺部结节的处理

（1）先观察	
（2）3~6 个月后安排再做一次胸部 CT	0.5 cm 以下：追踪观察即可。
	0.5~1.0 cm：可处理或暂时观察就好。
	1.0 cm 以上：若像恶性肿瘤，考虑切除。

壁里的空隙处生长，长的类似淡淡的棉花状，医学上称为“肺部磨玻璃密度影（Ground Glass Opacity，GGO）”。结节长得似毛玻璃状，发现是原发性肺癌的概率高，但有幸的是，此种恶性结节多属于初期肺癌，淋巴结或远处转移的概率也较低。

为什么1 cm以上毛玻璃病变就应考虑切除呢？肿瘤在体积很小的时候切除，采用胸腔镜手术即可，局部切除，伤口很小，尤其不必切除整个的肺叶。术后恢复也很快，2~3天即可出院。

所以判断结节是否需要积极处理的关键在于结节究竟是良性或恶性病变。

另外，有一种形态的结节，长的形状很圆润扎实，因为长得扎实，于是当它的直径在1 cm或1 cm以下时，要判断是良性还是恶性就不容易，因为它有可能是原发性或转移性肺癌，也有可能是以前肺炎留下来的瘢痕。因此，1 cm以下的、长得比较扎实的结节，要区分是良性还是恶性较为不容易。

但是直径超过1 cm、形状扎实的结节，不论是良性还是恶性，都要切除。因为1 cm以上的肿瘤，其中不免都会有恶性成分。

当然每一位医生对于结节的处理，都有不同的观念。有的医生认为结节只要没有变化，就不必管它，但我觉得这样处理存在着危险。

因为癌细胞的长大不是依着身体成长方式或速度而成长，它可能因为基因尚未突变，停留在冬眠状态，但也可能出现突变，造成肿瘤迅速长大或转移。因此，当我们发现直径大于1 cm的肿瘤时，还是要早期诊治。

第六章

肺部结节的处置

“健康的身体是妈妈最好的生日礼物。”虽然妈妈的身体状况一直很好，佩玲还是决定在妈妈60岁生日前，带妈妈到知名医学中心进行健康检查。原以为一切都没有问题，不料胸部X线检查意外发现妈妈右侧肺部有一个2 cm大的阴影（图1），医生说是肺部结节，必须接受进一步检查，以区分是良性还是恶性病变。佩玲一听可能是恶性肿瘤，心情立刻降至谷底，彷佛一场恶梦即将开始……

1　如何判断肺部结节是良性还是恶性病变？

引起肺部结节的常见原因如表1所示。判断肺部结节为良性或恶性病变可依据下列资料：

（1）患者的病史：当患者年纪大、有吸烟习惯或之前患有恶性肿瘤时，则是恶性结节的可能性就大为提高。相反，35岁以下的正常年轻人罹患恶性结节的概率则大为降低。

（2）胸部X线征及CT的形态：当结节边缘不规则，一系列X线检查显示结节逐渐变大时，则恶性的可能性随之上升；反之，若结节边缘平滑，出现钙化现象，或长时间X线检查追踪显示结节大小不变或逐渐减小，则可能是良性病变。

（3）正电子发射型计算机断层扫描（positron emission computed tomography，PET-CT）：PET-CT是最近发展出来的影像学检查。它利用癌细胞对葡萄糖代谢率比正常细胞高的原理，将含有放射性元素的葡萄糖注入患者体内，此时若患者体内有恶性肿瘤，放射性元素就会堆积在肿瘤内而被检测出来。最近的医学报道都显示PET-CT判断肺部结节为良

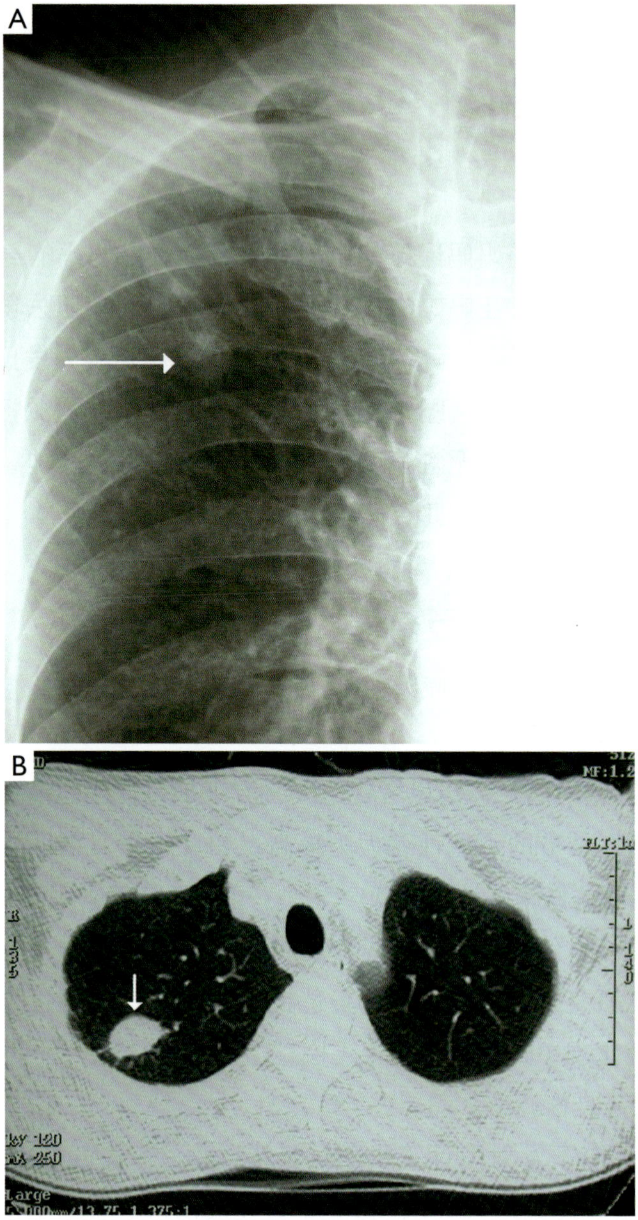

图1　单一肺部结节的胸部X线片及CT影像片

（A）X线胸片影像，箭头所指为结节；（B）CT影像片，箭头所指为结节。

表1　造成肺部结节的常见原因

恶性肿瘤	● 肺癌 ● 其他癌症转移（如大肠癌或乳腺癌等）
良性肿瘤（较少见）	● 硬化性血管瘤 ● 缺陷瘤
感染性结节	● 肺结核 ● 细菌引发 ● 霉菌引发
其他	● 昔日炎症遗留的变化

性或恶性的正确率高达80%以上。最大的缺点则是检查费用昂贵。

（4）组织切片检查：切片是指将结节的一部分或全部切下来进行病理学或微生物学的化验，以确定引起结节的原因。早年医疗科技并不发达，要针对肺组织进行切片非常麻烦，除了全身麻醉外，往往需要20~30 cm的伤口，打开胸腔，甚至撑断肋骨才能进行切片，手术完后不仅留下难看的瘢痕，伤口也常疼痛难忍，因此许多医生及患者宁愿选择观察或置之不理。然而，根据病史及X线检查所得到的形态来作判断，难免出错。尤其若将恶性结节误以为良性病变而延误治疗时机，不仅患者权益受损，也容易引起医疗纠纷。

近年来，由于医疗科技及内视镜的进步，使得肺组织切片能更安全地执行，同时还不会给患者造成太大的后遗症，因此越来越多的医生选择切片检查作为治疗肺部结节的依据。

2　肺部结节切片的方法

目前常用的肺部结节切片方法可分为下列几类，其麻醉方式及使用时机请详见表2：

（1）支气管镜下取活检：支气管镜检查是利用柔软细小的支气管镜

表2　各种切片方法的使用时机

切片方法	麻醉方式	时机
支气管镜下取活检切片	局部麻醉	靠近肺脏中央的结节
经胸壁穿刺取活检切片（CT或超声波指引）	局部麻醉	靠近肺脏边缘的结节
手术取活检切片（胸腔镜手术或开胸手术）	全身麻醉	上述方法无法获得确定结果时使用

伸入患者的支气管来检查患者呼吸道及肺脏的病灶。由于通常无法在支气管镜检查时直接看到肺部结节，因此最好在X线辅助下进行切片检查，以提高正确诊断的概率。支气管镜下取活检切片可在局部麻醉下进行，原则上适用于靠近肺脏中央的结节（图2A）。切片后患者可能会有短暂咯血现象，通常一星期内会改善。

（2）经胸壁穿刺取活检切片：此方法是利用细针，在CT或超声波的指引下，经由皮肤及胸壁对肺内的结节进行穿刺取样切片检查（图2B）。穿刺采取局部麻醉，患者必须闭气，以免肺部结节随呼吸运动而产生位移。此方法适用于较大（直径最好为2 cm以上）且靠近肺脏边缘的结节。穿刺取活检后较常见的并发症包括细针戳破肺组织引发的气胸及轻微咯血，通常只需休养几天就会恢复。

（3）手术取活检切片：手术取活检切片的方式包括胸腔镜手术取样切片及开胸手术取样切片。手术取活检切片必须全身麻醉，因此是上述两种切片方法失败或不适合时才会考虑应用。手术取活检切片可将整颗结节切下来进行检验，因此确诊率接近100%，不像前两种取样切片方法存在没有取到结节而造成误差的可能。

为减少开胸手术造成的伤害，越来越多的外科医生采取胸腔镜手术，甚至迷你胸腔镜手术来取样做切片检查。胸腔镜手术后不会留下明显的瘢痕，同时恢复迅速，不会影响患者日后的生活和治疗，已成为胸

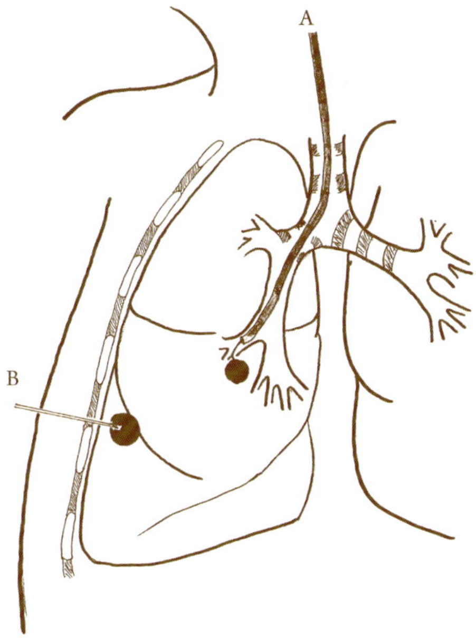

图2　常用的肺部结节切片方法

（A）靠近肺脏中央的结节，可用纤维支气管镜进行取样切片；（B）靠近肺脏边缘的结节，可用CT或超声波指引来进行穿刺取样切片。

外科医生及患者的最爱。至于开胸手术则适用于肺部结节太小、位置太深，使用其他方法都无法获得切片结果的情况。手术取活检切片的主要并发症包括伤口疼痛、出血、肺部感染或术后肺部长期漏气。

3　肺部结节的治疗

肺部结节的治疗必须视引起结节的原因而定。如果是良性肿瘤，只要利用胸腔镜手术切除即可；感染性结节的患者需针对引发感染的细菌或真菌进行抗生素治疗；转移性肿瘤则应合并原发部位的癌症加以治疗；而原发性肺癌患者则需根据肺癌的分期给予手术、化学治疗或放射治疗。至于昔日肺部炎症引起的病变，则定期接受X线片检查追踪即可。

4 结语

意外发现肺部结节不一定是恶梦的开始，因为发现时通常是在疾病的早期，所以不妨将它当作上天善意的提醒。只要听从医生建议，勇敢接受检查及治疗，很快就能恢复健康的身体及正常的生活。

第七章

肺癌的病因及分期

美玲的爸爸是个老烟枪，从年轻到老，每餐饭后都要吞云吐雾一番，五十年如一日从不间断。最近美玲觉得爸爸体力大不如前，爬两层楼就很喘。而且常有咳嗽，一咳就无法停止，好像要把心肺都咳出来一般。好不容易说服爸爸到医院检查，胸部X线检查看到左侧肺脏都变白了。医生认为可能是第Ⅲ期或第Ⅳ期肺癌，必须住院接受详细检查才能确定诊断并决定如何治疗。美玲有许多朋友的父母也罹患肺癌，听说最近有一些新的检查及治疗药物，因此她决定说服爸爸试试看。

肺癌在欧美国家一直是癌症患者的主要杀手，也是癌症病死率的第一名，每年都夺走数百万人的性命。世界各国的政府、科学家及药厂莫不竭尽心力，研发新的检验仪器及药物来对抗这个危胁人类健康共同的敌人。近年来，随着医学进步，已经有许多新的检查方法、手术方式及治疗药物应用于肺癌患者。

1 肺癌的成因

肺脏是由支气管及肺泡所构成，而肺癌则是由于支气管或肺泡上皮细胞发生变异且过度增生所造成。癌细胞一旦形成，就不再受到人体的调节及控制，同时不停地向外生长扩张，侵犯附近组织、血管及淋巴管（图1）。有些细胞可能会脱落而进入血管、淋巴管，随着血液及淋巴液而转移至身体其他器官。

肺癌的成因目前尚不完全清楚。大家都知道吸烟可能会引发肺癌，但有许多人一辈子没碰过烟也会得肺癌，可见肺癌的成因并不单纯。目

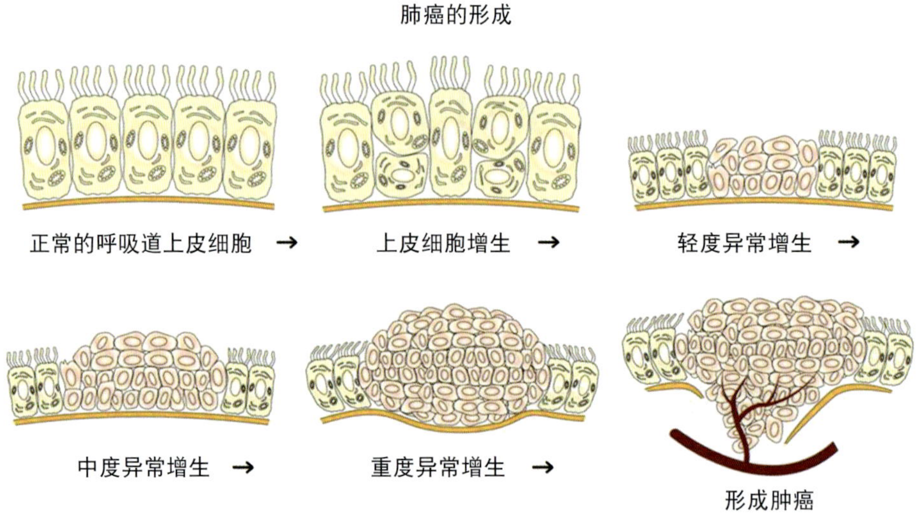

图1 肺癌的形成机制

呼吸道上皮细胞因内在体质或外在环境刺激，产生不正常增生。

前可以确定的是，肺癌至少受外在环境及内在体质的双重影响。

外在环境是指致癌物质的暴露，例如长期吸烟或吸入有害气体等。内在体质则包含致癌基因的遗传及患者本身的免疫能力。某些患者有家族癌症的病史，因此很年轻就会得肺癌；某些人则体质或免疫能力特佳，吸了一辈子烟仍然健康活过90岁。

2 肺癌的种类

根据显微镜下的形态及特征，世界卫生组织将肺癌分为扁平细胞癌、腺癌、小细胞癌、大细胞癌、腺扁平癌、类癌及支气管腺癌等。

就临床症状及治疗而言，因为小细胞癌和其他肺癌明显不同，因而可简单区分为小细胞肺癌及非小细胞肺癌两类。

小细胞肺癌约只占所有肺癌的10%，但生长速度非常快，容易产生全身性转移，诊断后如果不接受治疗，通常只能存活几个月。90%的肺癌为非小细胞肺癌。其生长及远处转移的速度通常较慢，预后也稍好一些。

3 肺癌的临床表现

肺癌的症状与肿瘤的大小、位置、是否远处转移以及是否分泌生物活性物质有关。早期肺癌常因病灶太小，对周围组织没有影响，通常不会产生症状。

当肿瘤慢慢长大，靠近肺脏中央的肿瘤就可能刺激或压迫支气管，引发咳嗽、咯血、呼吸急促，甚至肺炎等现象；而靠近肺脏周围的肿瘤则可能引发大量胸腔积液而造成患者呼吸困难。也有某些患者因肺癌脑部转移，产生头痛、呕吐或类似脑卒中现象，或骨转移而引发剧烈疼痛或骨折。当肺癌分泌具有生物活性的物质时，患者则可能表现出杵状指、肌无力或内分泌功能紊乱等症状。

4 肺癌的分期

恶性肿瘤细胞和良性肿瘤细胞最大的差别在于恶性细胞会持续增生，不受周围组织的限制，同时会侵犯淋巴管及血管，产生淋巴结及远处器官的转移。

肺癌的淋巴结转移通常是近端的支气管及肺门淋巴结先被侵犯（N1），接着蔓延到同侧纵隔腔淋巴结（N2），最后转移到对侧胸部的淋巴结或锁骨上淋巴结（N3），见图2。远处器官转移则无规则可循，但较常侵犯肝脏、脑、骨骼及肾上腺等部位。远处淋巴结及器官的转移是肺癌无法根治的主要原因。

为了评估肺癌患者的严重程度，选择合适的治疗方式，同时预测治疗的效果及日后患者的存活期，通常我们会将肺癌患者加以分期。小细胞肺癌及非小细胞肺癌的分期并不相同。

小细胞肺癌的治疗由于以放射治疗及化学治疗为主，因此其分期是以肿瘤的范围是否局限在一个放射治疗范围内为依据，分为局限期及广布期两种。局限期（limited stage）是指病变局限于单侧肺部，但可并发同

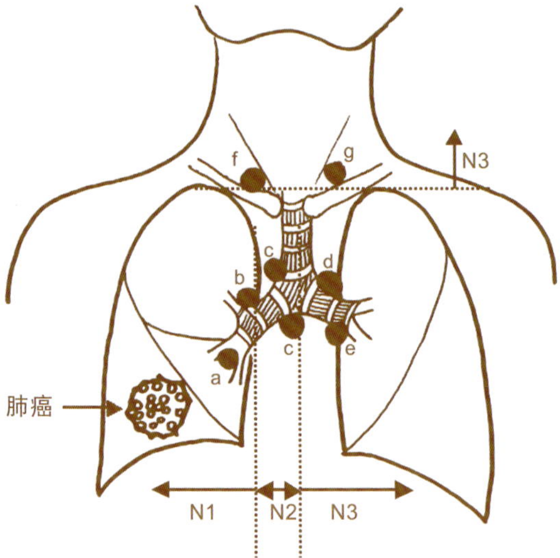

图2　肺癌淋巴结（a~g）分群简图

本图以右下肺叶肺癌为例，肺癌淋巴结转移时通常是近端的支气管（a）及肺门淋巴结（b）先侵犯（N1表同侧肺部淋巴结），接着蔓延到同侧纵隔腔淋巴结（c）（N2），最后转移到对侧纵隔腔淋巴结（d）、对侧肺部淋巴结（e）或同侧（f）及对侧（g）锁骨上淋巴结（N3）。

侧或双侧肺门及纵隔腔淋巴结侵犯。广布期（extensive stage）则是指疾病范围超越局限期（例如有远处器官转移），无法以一个放射治疗范围来涵盖。

非小细胞肺癌的分期则是根据肿瘤本身的大小、位置、淋巴结转移的远近以及是否发生远处器官转移（metastasis）来决定（表1~表4）。由于手术治疗对于非小细胞肺癌的预后非常重要，因此，非小细胞肺癌的分期和能否接受手术治疗以及施行手术治疗的难易程度息息相关。

当肿瘤体积较小、位置较边缘，没有侵犯到气管分支，直径在2 cm以内且没有淋巴结侵犯时，属于较第Ⅰ期的肺癌，可以手术切除病灶且预后良好。第Ⅱ期肺癌则是指肿瘤体积较大，侵犯胸壁、横膈膜或出现肿

表1 国际肺癌肿瘤本身大小、位置（T）临床分期系统

分 期	特 征
T0（Tis）	原位癌
T1a	原发肿瘤最大径≤1 cm；微浸润性腺癌（MIA）;深度仅限于气道表面之任何大小肿瘤
T1b	原发肿瘤最大径>1 cm，≤2 cm
T1c	原发肿瘤最大径>2 cm，≤3 cm
T2a	肿瘤最大直径>3 cm且≤4 cm；肿瘤侵犯至脏层肋膜、主支气管；产生肺段或肺叶不张或阻塞性炎
T2b	原发肿瘤最大直径>4 cm且≤5 cm
T3	原发肿瘤最大直径>5cm且≤7 cm；肿瘤侵犯至胸壁、心包膜、膈神经；肿瘤同一肺叶出现卫星结节
T4	原发肿瘤最大径>7 cm；肿瘤侵犯至纵隔、横隔膜、心脏、大血管、喉返神经、隆突、气管、食道活或椎体；原发肿瘤同侧不同肺叶出现结节

表2 国际肺癌淋巴结转移（N）临床分期系统

分 期	特 征
N0	未发现任何淋巴结转移
N1	发现淋巴结转移： 肿瘤附近的支气管周围淋巴结；或同侧肺门淋巴结转移
N2	发现淋巴结转移：同侧纵隔腔淋巴结转移
N3	发现淋巴结转移： 对侧纵隔腔淋巴结、对侧肺门淋巴结、任何一侧前斜角肌或锁骨上淋巴结转移（图2）

瘤附近淋巴结的转移。第Ⅱ期肺癌仍可手术切除，但预后稍差。第Ⅲ期肺癌表示切除肿瘤困难或无法手术切除干净，或有同侧纵隔腔或对侧纵隔腔的淋巴结转移，此期是否应该接受手术必须视病情而定。第Ⅳ期肺癌即是

表3 国际肺癌远处器官转移（M）临床分期系统

分期	特征
M0	未发现胸膜或远处转移
M1a	胸膜播散（恶性胸腔积液、心脏积液或胸膜结节）；原发肿瘤对侧肺叶出现卫星结节
M1b	单处肺外转移
M1c	多处肺外转移（单一器官或多器官）

表4 国际肺癌TNM分期系统

ⅠA	IA1: T1aN0M0；IA2：T1bN0M0；IA3：T1cN0M0
ⅠB	T2aN0M0
ⅡA	T2bN0M0
ⅡB	T1-2N1M0；T3N0M0
ⅢA	T1-2N2M0；T3N1M0；T4N0-1M0
ⅢB	T1-2N3M0；T3-4N2M0
ⅢC	T3-4N3M0
ⅣA	T1-4N0-3M1a-b
ⅣB	T1-4N0-3M1c

所谓的末期肺癌，表示已有恶性胸腔积液、对侧肺脏转移或远处器官的转移，其治疗以化学治疗及靶向治疗为主，原则上不建议手术切除。

5 如何早期发现肺癌?

由于肺癌的治疗效果和存活期与其分期密切相关，因此早期发现肺癌是改善患者存活最有效的方法。目前肺癌治疗的瓶颈在于当患者被发现罹患肺癌时，通常都是第Ⅲ期或第Ⅳ期。因此，如何早期发现肺癌就成了医生及研究者共同努力的目标。

目前，诊断肺癌最便宜且方便的检查是胸部X线摄影，但胸部X线摄影无法检测出早期肺癌，因此并不建议作为早期肺癌筛检的工具。最合适作为早期肺癌筛检的检查为低剂量胸部CT检查（低剂量螺旋CT）。低剂量CT检查不需要注射显影剂、检查时间短、费用低，因此，40岁以上人群不分男女，都建议接受检查。长期抽烟或家族有肺癌病史的高危险人群，建议每年应进行一次低剂量CT扫描检查。非高危险人群则两年进行一次检查就可以了。

抽血检查肿瘤标志物也是发现肺癌的方法之一。肺癌的肿瘤标志物中以癌胚抗原（CEA）最具有应用价值。癌胚抗原正常值低于5 μg/L，超过此数值时罹患癌症的比例大为增加。但癌胚抗原上升并非肺癌的专利，其他癌症，如大肠癌、胃癌、乳腺癌、胰腺癌等，癌胚抗原数值也会有上升的现象，因此必须综合分析判断。癌胚抗原检验最大的问题是敏感度太低，通常必须等到中期、后期肺癌，其数值才会上升。

其他较敏感且非侵入性的检查，包括MRI及PEF-CT。这两项检查的缺点是费用较高，因此目前无法广泛应用于肺癌的筛检。

第八章

肺癌诊断及分期的检查

1　如何诊断肺癌?

就肿瘤的检测而言，胸部X线摄影是最方便、最便宜且伤害性小的检查，可以用来筛检患者是否有肺部的病灶，并追踪肺癌治疗的效果。但X线摄影的敏感度很差，小于1 cm或靠近心脏、大血管的病变通常无法辨识。

CT摄影是侦测肺部肿瘤较好的方法。CT检查可以检测到小于0.5 cm的肿瘤，在判断时不会受到周围器官的影响。CT检查还可以检测肿瘤是否侵犯胸壁、横膈膜或纵隔腔，或是否出现胸腔积液现象。低剂量CT检查时，不需静脉注射显影剂，安全性高，且不会有过敏现象。

胸部X线及CT检查只能检测是否有肺部肿瘤、肿瘤位置和侵犯程度，但不易分辨肿瘤的特性。

形成肺部肿瘤的原因有许多，包括肺癌、其他癌症肺部转移或感染性肿块等。肺癌本身也包含小细胞肺癌及非小细胞肺癌，这些疾病的治疗方式都不相同，因此确定肿瘤的性质非常重要，而要确定诊断，必须取一些组织或细胞（常称取样或活检）进行实验室检查，此即俗称的切片检查。

切片检查的方式，包括支气管镜取样切片、CT或超声波引导下行穿刺取样切片以及手术切除取样切片等。有兴趣的读者可参考第六章“肺部结节的处置”一文。

2　肺癌分期时应接受的检查

当肺癌的诊断及细胞形态确定后，也应该针对肿瘤、淋巴结侵犯的情况及可能发生远处转移的器官进行检查，以确定肺癌的分期。

就非小细胞肺癌的患者而言，胸部CT检查是评估肿瘤及淋巴结侵犯情况的基本检查。临床上，利用CT判断是否有淋巴结转移，是以淋巴结的大小为基准。超过1 cm的淋巴结视为肺癌转移，小于1 cm则当作没有转移。

另外，由于肺癌常转移的远处器官为肝脏、脑部、骨骼以及肾上腺，因此，医生通常会安排腹部超声波或CT检查来检测肝脏及肾上腺转移，安排脑部CT或MRI来检测脑部转移，安排骨骼扫描来检测骨骼转移，也可以安排全身PET-CT或MRI检查是否远处转移。

由前面的介绍可知，假如没有远处器官转移时，则纵隔腔淋巴结是否转移对于非小细胞肺癌的治疗方式影响很大。当纵隔腔淋巴结没有转移时属于肺癌第Ⅰ期或第Ⅱ期，可以接受手术治疗，但若纵隔腔淋巴结发生转移时则为第Ⅲ期肺癌，不一定适合手术治疗。

由于影响太大，许多医生认为单靠CT检查结果的判断，无法确认是否有淋巴结转移，必须进行获取纵隔腔淋巴结切片检查，才能确定接下来的治疗方式，肺癌患者常接受的检查及其目的见表1。

3 纵隔腔淋巴结的检查

目前最常用来进行纵隔腔淋巴结切片检查的方式，包括纵隔腔镜检查、胸腔镜检查或支气管内视镜超声波检查等。进行纵隔腔镜检查时，必须全身麻醉，在患者前下颈部作一个2 cm长的切口，纵隔腔镜则由此切口进入纵隔腔取出淋巴结，进行病理检查。纵隔腔镜检查通常由外科医生施行，同时马上可以得知淋巴结检查的结果。假如没有淋巴结转移，医生可以马上进行肺癌切除手术。

由颈部切口进行纵隔腔镜检查虽然方便，但有时无法拿到较深部的淋巴结，因此也有些医生利用胸腔镜手术来进行纵隔腔淋巴结切片检查。胸腔镜手术的另一个好处是可以顺便检查胸膜腔是否受到癌细胞侵犯。

支气管内视镜超声波是借由纤维支气管镜内的超声波评估气管、支气管旁淋巴结的大小及特性，也可以借由超声波指引下切取淋巴结做切

表1　肺癌患者常接受的检查及其目的

检　查	目　的
胸部 X 线摄影	简略的肺癌筛检及追踪治疗成效
抽血 CEA	检查肿瘤标志物的高低
胸部 CT	确定肿瘤的大小、位置，判断肿瘤特性及淋巴结是否有变大
头部及腹部 CT 或 MRI	检查脑部、肝脏、肾上腺或其他腹部器官有无癌症转移
支气管镜检查	检查气管及支气管有无肿瘤侵犯，并可做肿瘤及淋巴结的切片检查
骨骼扫描检查	是否有骨骼的转移
胸腔超音波	检查是否有胸膜腔积水，并可抽出积水加以化验是否受到癌细胞感染
正电子摄影	区分不明原因的肺部肿块是恶性或良性，检查全身各器官是否有恶性肿瘤的存在，判断淋巴结否受到癌细胞侵犯
纵隔腔镜检查	检查纵隔腔淋巴结是否受到癌细胞侵犯
胸腔镜检查	检查纵隔腔淋巴结及胸膜腔是否受到癌细胞侵犯

片检查，省去开刀的烦恼。

PEF-CT是最近发展出来的影像学检查。它利用癌细胞对葡萄糖代谢率比正常细胞高的原理，将含有放射性元素的葡萄糖注射液注入患者静脉内，此时，若患者体内有恶性肿瘤，放射性元素就会堆积在肿瘤细胞内而被检测出来。

最近的医学报道也显示PET-CT判断肺部肿瘤是良性还是恶性的正确率高达80%以上，若同时配合胸部CT检查，也可以区分纵隔腔淋巴结是否有癌细胞转移，因此可以作为诊断及分期肺癌的利器，唯一的缺点是检查费用昂贵。

至于小细胞肺癌由于很早就会产生远处器官转移，因此，即使影像学检查看起来像局限期，也必须接受全身性治疗，而肺癌分期的目的就在于决定患者是否需要接受胸部放射治疗。根据统计，胸部放射线治疗可以改善局限期患者的预后。小细胞肺癌的分期检查项目和非小细胞肺癌类似，但小细胞肺癌也常转移到骨髓，因此有时必须加上骨髓穿刺检查。

第九章

肺癌的治疗

目前肺癌的治疗方式以手术治疗、放射治疗、化学治疗以及最近广受瞩目的靶向治疗为主。其中手术治疗及放射治疗属于局部肿瘤的控制，而化学治疗与靶向治疗则属于全身性的治疗。手术对于局部肿瘤的治疗效果最好，缺点是必须承受稍高的手术及麻醉风险。放射治疗通常适用于不适合手术治疗的局部病灶。至于肺癌若有多处远程器官转移，则通常需利用化学治疗或靶向治疗加以控制。

1　肺癌主要的治疗方式

（1）手术治疗

人体肺脏共有5片肺叶，分别为右侧3叶（右上叶、中叶及下叶）以及左侧两叶（左上叶及下叶）。肺癌传统的手术方式以肺叶切除术为主。例如肿瘤长在右下肺叶时，就将右下肺叶切除；但有时肿瘤太大或肿瘤位置太靠近主支气管，则可能要将一侧肺叶全部切除。

最近有许多人接受低剂量胸部CT肺癌筛检，发现许多小于2 cm，甚至小于1 cm的微小肺癌。这类小肺癌可以利用胸腔镜手术进行局部切除术（只将肿瘤及少部分周围肺组织切除），保留更多肺组织，术后恢复也更为迅速。

由于成年人肺组织切除后无法再生，因此不适合切除超过一侧的肺脏，同时手术前应仔细评估患者的肺功能，以免术后因肺功能不足而影响生活质量。肺功能检查的项目有很多，其中最常用来评估肺部手术可行性的为用力肺活量（Forced vital capacity，FVC）及第一秒用力吐气量（Forced expiratory volume in 1 second，FEV1.0）。

若用力肺活量及第一秒用力呼气量都达到正常人的60%，则可以考虑接受标准的手术方式治疗。倘若患者肺功能太差、年龄太大，但肿瘤位置较边缘，病灶容易手术切除，也可以使用局部切除术（只将肿瘤及少部分周围肺组织切除）。

肺癌手术前若能仔细评估，通常危险性应小于2%。手术后会有短暂疼痛与不适，通常数周后就会慢慢改善。

（2） 化学治疗

化学治疗是利用抗癌药物抑制癌细胞的生长。化学治疗大多以口服或静脉注射的方式给药。此时，药物随着血液散布全身，除了杀死癌细胞，也可能使正常的细胞受到伤害，因此产生恶心、呕吐、贫血、掉头发以及口腔溃烂等不良反应。所幸这些不良反应通常可以借由药物或其他治疗加以改善。

化学治疗可以使用单一药物，也可以合并使用数种药物。与使用单一药物相比，合并使用多种药物具有下列优点：①联合使用不同作用机理的药物，可以增加杀灭肿瘤细胞的机会。②避免单一药物剂量使用过高，引起明显不良反应。③长期使用单一药物容易引起癌细胞的抗药性，合并使用则比较不会引起癌细胞的抗药性。

化学治疗通常以短期方式进行，每个疗程持续3~4周，疗程次数依照肺癌种类及处方来决定，治疗通常需持续4~6个月。

（3） 放射治疗

放射治疗即所谓的放疗，是利用高能量的放射线杀死体内的癌细胞。放射治疗前，医生必须精确定位照射范围，并在皮肤上作出明显的标志，以免发生偏差，误伤周围正常的组织。放射治疗可以单独使用，但也可以搭配外科手术或化学治疗。

放射治疗因其目的不同，可分为根治性放射治疗和姑息性放射治疗。根治性放射治疗通常应用于病灶较小且没有远处转移的病变，照射的剂量较高，目的是要杀死所有的癌细胞。姑息性放射治疗通常只是为了减轻患者的症状（如疼痛、病理性骨折或脑部转移等），或延长患者的存活期，因此照射的剂量较少，疗程也较短。

放射治疗的不良反应包括咳嗽、呕吐、吞咽困难及呼吸困难等，这些不良反应通常可以借由适当的治疗予以改善。

（4） 靶向治疗

靶向治疗是指利用肺癌细胞内有某些在正常细胞内缺乏的特殊构造这一特性，利用专一性的药物来攻击这些构造，以杀死癌细胞，却不伤害正常细胞。某些非小细胞肺癌因为上皮生长因子受体（epithelial growth factor receptor，EGFR）基因突变，导致上皮生长因子受体表现过量，造成癌细胞快速生长及转移。靶向药物可以有效抑制上皮生长因子受体，因此可以治疗这些肺癌患者，却很少引起明显不良反应。

2 小细胞肺癌的治疗原则

小细胞肺癌非常容易发生远处转移，因此应该当成全身性疾病治疗。小细胞肺癌的治疗以化学治疗为主，通常使用单一化学治疗药物或合并使用多种药物都有效，大多数患者肿瘤会缩小。但肿瘤在控制一段时间后常会复发，因此大约只有30%的局限期患者及低于5%的广泛期患者存活期超过2年。对于局限期患者，胸部放射治疗可以加强肿瘤的控制并延长患者的生命。

目前由于传统化学治疗的处方对于小细胞肺癌的治疗效果不理想，因此许多医生进行临床试验，利用新的药物及方法治疗患者。这些新药的安全性及效果通常在国外已通过检验，因此患者不妨积极参与，以获得更佳的存活机会。

3 非小细胞肺癌的治疗原则

非小细胞肺癌的治疗必须依据疾病的分期以及患者的身体状况（如年龄及肺功能等）来进行（表1）。

对于第Ⅰ期及第Ⅱ期肺癌的患者，若身体状况许可，手术切除肿瘤是最好的选择。至于术后是否要追加辅助性放射治疗或化学治疗，则视

表1 不同分期非小细胞肺癌的治疗建议

分期	TNM情况	初步治疗	辅助性治疗
第Ⅰ期			
A	T1N0M0	外科手术切除	门诊追踪
B	T2aN0M0	外科手术切除	门诊追踪，可考虑追加化学治疗
第Ⅱ期			
A	T1N1M0，$T2_b$N0M0 T2aN1M0	外科手术切除	门诊追踪，可考虑追加化学治疗或放射治疗
B	$T2_b$N1M0，T3N0M0	外科手术切除	门诊追踪，可考虑追加化学治疗或放射治疗
第Ⅲ期			
A	T1-3N2M0， T3N1-2M0，T4N0-1M0	前导化学治疗/放射治疗	手术±化学治疗
B	T1-2N3M9，T3-4N2M0	化学治疗 / 放疗或靶向治疗	可考虑追加其他治疗
C	T3-4N3M0		
第Ⅳ期			
	T1-4，N0-3，M1	体能佳：化学治疗或靶向治疗为主 体能不佳：靶向治疗或症状治疗为主	可考虑追加化学治疗、放射治疗或靶向治疗
治疗后复发			
		视复发的病情而定	

±：表示追加与否皆可，视实际状况而定。

局部肿瘤是否切除干净及是否有淋巴结转移而定。

第Ⅲ期肺癌，由于手术切除肿瘤有困难或无法手术切除肿瘤或有纵隔腔淋巴结侵犯，通常不建议直接手术治疗，最好先接受前导化学治疗或放射治疗，之后再评估手术的可行性。

至于第Ⅳ期肺癌，表示有远程器官转移，此时需视转移的部位及患者的身体状况评估治疗的方式，例如只有单一脑部转移时，则切除脑部病灶可以延长患者的存活期时间。若有多处转移时，假如患者体能状况良好，则可以使用化学治疗或口服靶向药物，以延长患者的存活时间。但倘若患者身体太过于虚弱，也可以采取保守疗法，以减轻患者的痛苦。最近有许多新的药物已经上市或正在进行临床试验，建议患者可与主治医生讨论，争取治疗机会！

至于手术、化学治疗或放射治疗后再度复发的病例，则必须重新评估复发的病灶是否局限于肺脏或已有远处器官的转移，治疗的方式则视复发的病情而定。

4 结 语

肺癌的治疗必须针对其细胞形态、肺癌分期以及患者的身体状态加以规划，以求达到最佳治疗效果并减少并发症。由于篇幅的限制，在此只能简单介绍治疗的原则。至于详细治疗的计划，必须和医生仔细讨论。

由于医学、药物以及手术技术的持续进步，罹患肺癌千万不要悲观气馁，治疗过程或许辛苦，只要能勇敢接受治疗，大部分患者都能明显延长存活时间，甚至有机会完全治愈。

第十章

上气不接下气？——上呼吸道狭窄及阻塞

凯琪的父亲3个月前因脑卒中引发呼吸衰竭，曾住进重症监护病房接受气管插管及呼吸机辅助治疗，并于2个月前病愈出院。最近凯琪注意到父亲呼吸越来越费力，吸气时尤其费力，伴随很大的杂音，并且无法躺下休息，只能坐着睡觉。医生经由支气管镜检查发现，声带下方的气管明显狭窄，内径小得连最小的支气管镜都过不去。医生告诉凯琪必须尽快施行气管切开手术，以免呼吸道阻塞，危及生命。

1 什么是上呼吸道？

呼吸道是指呼吸运动时，将外界空气引入肺脏，同时将肺脏内二氧化碳排出体外的通道。呼吸道由鼻腔、咽、喉、气管、支气管及许多细支气管构成，可略分为上呼吸道及下呼吸道（图1）。

上呼吸道包括鼻腔、咽、喉和气管；支气管及以下的气道则称为下呼吸道。上呼吸道除了作为流动空气的管道外，各个器官也有其特殊功能：

鼻腔可以将吸入的空气加温及湿润，避免因吸入干冷的空气伤害呼吸道黏膜及肺脏。鼻腔同时可共鸣声音及接受嗅觉的刺激。咽部是位于鼻腔及口腔后下方的管状构造，为空气进入气管及食物进入食管的共通管道。喉部位于颈部中间甲状软骨的位置，喉部内有声带负责发声，同时与会厌软骨一起保护气道，避免食物及异物进入。气管则是介于喉部到两侧支气管分支的长条形通道，成人气管长度10~12 cm，直径约2 cm，由许多马蹄形软骨维持其管状结构。

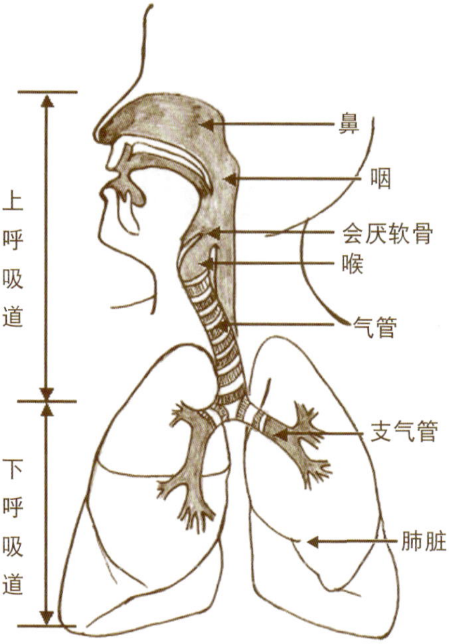

图1　呼吸器官解剖图

上、下呼吸道以气管的下端为界。

2　上呼吸道狭窄及阻塞

人体的大脑细胞只要缺氧数分钟便开始死亡，因此，保持呼吸道通畅的重要性不言而喻。因为上呼吸道只有一条，一旦因疾病或外伤造成狭窄或阻塞，极短时间内就会导致呼吸困难，甚至危及生命，绝对不可等闲视之。

（1）鼻腔及咽喉狭窄

鼻腔狭窄引起鼻子不通的经验大家都有，常见的原因有上呼吸道感染（如感冒）、过敏性鼻炎或鼻息肉等。鼻子不通可以用嘴巴呼吸，虽然很不舒服，却不至于危及生命。引起急性咽喉狭窄的原因，包括急性咽喉炎、扁桃腺炎、感染、外伤等，通常会造成患者呼吸困难，必须马上送医治疗。

另外，过度肥胖及肿瘤等原因，也可能引起慢性咽喉狭窄，造成打鼾及睡眠质量不良，并影响日常生活及工作，也应尽早就医诊治。

（2） 气管狭窄

气管狭窄的原因可为外部压迫或气管本身的病变。常见外部压迫的原因，包括甲状腺肿大、颈部受伤出血或食管肿瘤等。此外，如老人或小孩吞食大口食物，卡在气管后方的食管内，也可能压迫气管而导致窒息。气管本身也可能因为受伤、炎症或肿瘤而引起管腔狭窄。例如本文中凯琪的父亲因曾经气管插管使用呼吸机辅助治疗，插入的气管内管可能会伤害气管内壁，引发气管炎症、息肉生长而造成气管狭窄。

气管狭窄的症状有时和下呼吸道阻塞类似，这些患者也常被误以为是下呼吸道阻塞或呼吸衰竭而被反复插管治疗。

3 上呼吸道狭窄的症状

上呼吸道狭窄的发生率远比下呼吸道疾病如气喘或慢性阻塞性肺疾病少，但症状却类似，因此常被忽略或误诊。典型上呼吸道狭窄的症状，包括呼吸困难，同时呼吸出现杂音。呼吸杂音的大小、音调的高低与吸气呼气的对应时间和狭窄的部位有密切关系。

一般而言，鼻腔或咽喉阻塞时，其音调较低沉，吸气时声音比较明显。气管阻塞时，则音调稍高，吸气或呼气时皆有可能出现呼吸杂音。此外，呼吸杂音的大小与患者的姿势也有关系，如打鼾患者在变换姿势后，鼾声可能会暂时消失。

4 上呼吸道狭窄的诊断

上呼吸道狭窄的诊断工具包括功能性检查及影像学检查。功能性检查时，会请患者对着肺功能机做用力呼气与用力吸气的动作，看患者的呼吸动作是否顺畅。若患者有上呼吸道狭窄的问题，则空气流量会出现特殊的变化，提醒医生进行下一步检查。

原则上，肺功能检查只能作为呼吸道狭窄的佐证，想要知道引发狭窄的确切位置，必须透过影像学的检查。评估上呼吸道狭窄的影像学检查，包括X线、CT及内视镜（如支气管镜，见图2）检查等。精确定位上呼吸道狭窄的位置非常重要，唯有如此，才能进行快速、有效的治疗。

5　急性上呼吸道狭窄或阻塞的处置

急性上呼吸道狭窄或阻塞的处置对医生而言是一大挑战，常常必须在最短时间内作出正确判断及有效处理才能挽救患者的生命，治疗的原则是尽快建立通畅且稳固的呼吸通道。

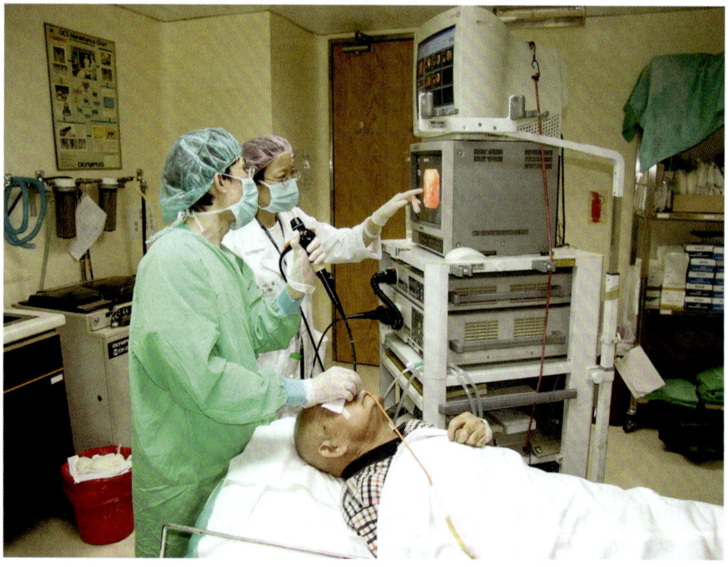

图2　纤维支气管镜检查

纤维支气管镜检查时，医生以内视镜经由患者鼻腔或口腔进入上呼吸道，检查呼吸道内部是否有病变或狭窄。

举例而言，某些患者可实施气管插管治疗，利用较硬的气管内管穿过狭窄部位来维持呼吸道。但当呼吸道压迫或阻塞程度太严重，使得气管内管无法穿越，则必须实施气管切开术以绕过狭窄部位，建立新的人工气道（图3）。不过这些处置并非毫无代价，因为患者往往会暂时丧失说话的能力。

6 结 语

上呼吸道是人类发声说话的器官，也是外界空气进入人体的第一道关卡。因此，当出现呼吸困难、上气不接下气时，不一定全是肺脏出了问题，千万别遗漏了这个重要的通道。

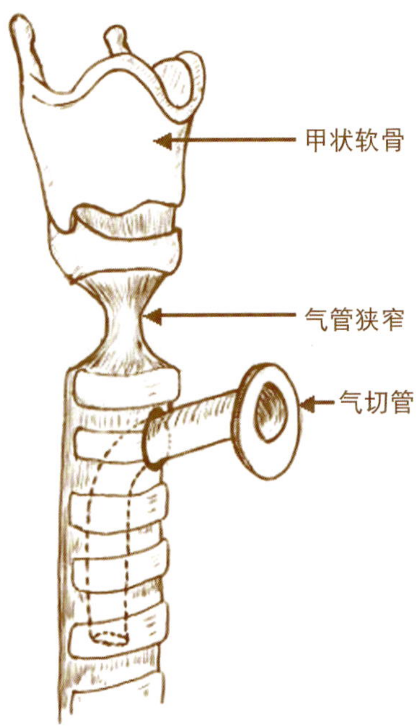

图3 建立新的人工气道

当上呼吸道严重狭窄时，可于狭窄部位下方实施气管切开术，以绕过狭窄部位。

第十一章

英雄为何气短？——呼吸衰竭

建华的父亲是个老烟枪，烟龄超过50年，整日烟不离手。最近几年父亲常有咳嗽及脓痰，体力也大不如前，才走几步路就喘不过气来。某天深夜，他又听到父亲急促的咳嗽声。不久后父亲便嘴唇发黑，意识不清。紧急请救护车送到医院急诊，医生说父亲患有慢性支气管炎并发急性呼吸衰竭，必须行气管插管使用呼吸机辅助治疗……

1　什么是呼吸运动？

人体的每一个细胞都需要不断地获得氧气供应，同时排出多余的二氧化碳，才能维持正常的生理功能。呼吸器官的功能便是帮助人体细胞从大气中获得氧气，并将体内产生的二氧化碳排出体外。

呼吸运动分为吸气及呼气两部分。呼吸功能要正常运作，必须由脑中的呼吸中枢下达指令：吸气时，胸壁往外扩张，横膈膜下降，使得胸腔内部体积增加，压力下降，空气就会顺着呼吸道（包含气管、支气管等）进入肺脏（图1A）。反之，呼气时，胸壁往内收缩，横膈膜上升，使得胸腔内部体积减少，压力上升，肺脏内的气体就会被挤出呼吸道，进入大气之中（图1B）。

2　肺脏如何完成气体交换？

肺脏是由无数细支气管、肺泡以及肺泡微血管所组成（图2A~B）。当带有氧气的空气沿着细支气管进入肺泡后，氧气与二氧化碳就在肺泡及肺泡微血管进行气体交换（图2C）。肺泡内含有较高浓度的氧气，因此氧气会向肺泡微血管扩散，并进入红细胞。携带氧气的红细胞便可以

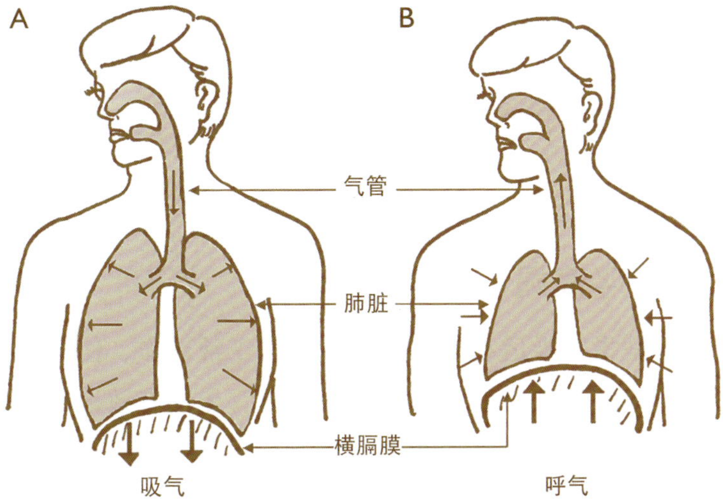

图1　人体的胸腔就像泵

（A）吸气时，胸壁往外扩张，横膈膜下降，使外界空气进入肺脏肺泡内进行气体交换；（B）呼气时，则胸壁往内收缩，横膈膜上升，将气体挤出胸腔。

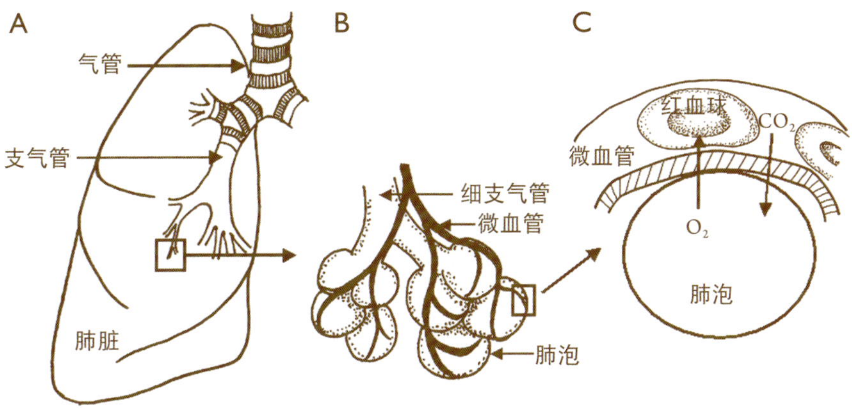

图2　肺脏及肺泡构造

B为A的局部放大图，显示肺泡及微血管的构造；C为B的局部放大图，显示氧气（O2）与二氧化碳（CO2）的气体交换。

随着血管散布全身，供给细胞足够的氧气。

此外，肺泡微血管也带有全身细胞排泄出来的二氧化碳。因肺泡中二氧化碳的浓度较低，因此二氧化碳会由微血管扩散至肺泡，之后随着呼气运动被排出体外。

3 什么是呼吸衰竭？

呼吸衰竭是指呼吸运动或气体交换无法正常运作，使得血液中没有足够的氧气供应身体细胞的需求，或呼吸器官无法有效地将二氧化碳排出体外。要维持正常的呼吸功能，必须上至呼吸中枢驱动呼吸动作，下至肺泡进行气体交换，任何一个环节都不能出差错，否则便可能引起呼吸衰竭。呼吸衰竭可依其原因分为三类：①呼吸道狭窄或阻塞；②肺泡气体交换出现障碍；③呼吸中枢功能失调或呼吸肌无力。

（1） 呼吸道狭窄或阻塞

呼吸道分为上呼吸道及下呼吸道。上呼吸道狭窄或阻塞常见的原因及治疗前文已有介绍，有兴趣的读者请参考上一节“上气不接下气？上呼吸道狭窄及阻塞。”

下呼吸道包含支气管及细支气管。下呼吸道狭窄或阻塞的患者比上呼吸道多许多，最常见的如哮喘及慢性支气管炎等。哮喘是因为细支气管上的平滑肌受到过敏原（如花粉或灰尘）的刺激，产生痉挛性收缩，使得细支气管内径狭窄或阻塞。慢性支气管炎，则常见于长期抽烟的患者。慢性支气管炎急性发作期，支气管壁会因炎症肿胀而使得支气管内径变小，并且支气管黏膜也会分泌许多黏液阻塞支气管。呼吸道狭窄或阻塞时，空气无法流通，因而导致患者体内氧气浓度下降，二氧化碳浓度上升（图3A）。

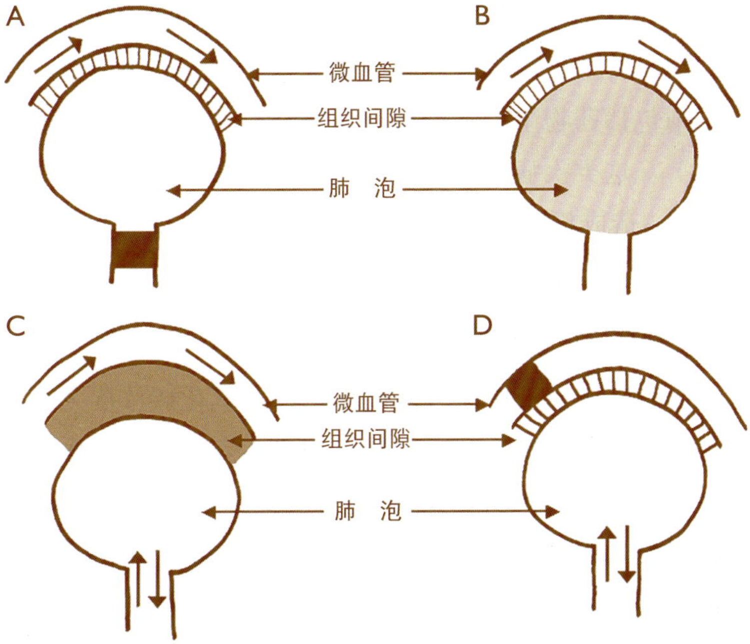

图3 引发呼吸衰竭原因的示意图

（A）肺泡出口的细支气管堵塞；（B）肺泡内充满异物；（C）肺泡与微血管间的组织间隙变厚；（D）肺泡微血管阻塞。

（2） 肺泡气体交换出现障碍

影响肺泡内气体交换的原因可分为三方面。第一，当肺泡内充满组织液（如肺水肿）或炎症化脓（如肺炎）时，空气便无法进入肺泡（图3B）。有某些患者因为接受放射治疗，使得肺泡和微血管之间的组织间隙变厚及纤维化（如间质性肺炎），同样会引起气体交换困难（图3C）。另外，若通往肺泡的血管或微血管被血栓阻塞（如肺动脉栓塞），气体交换同样无法进行，也会引起呼吸衰竭（图3D）。

（3） 呼吸中枢功能失调或呼吸肌肉无力

呼吸中枢是呼吸运动的指挥总部，而呼吸肌则是执行呼吸运动的先锋部队。一旦呼吸中枢丧失功能，呼吸运动就会受到严重影响。造成呼吸中枢丧失功能的常见原因有药物中毒或脑卒中等。至于引起呼吸肌无力的情况，则包括药物中毒、颈椎受伤或某些神经肌肉系统的疾病（如重症肌无力）。这类疾病会使胸腔无法有效扩张，空气无法进入肺泡中进行气体交换，造成急性呼吸衰竭。

4 呼吸衰竭的症状及诊断

呼吸衰竭时因为血液中氧气浓度不足，二氧化碳浓度太高，患者会出现呼吸急促、心跳加快、呼吸困难、焦躁不安等症状。血氧浓度过低也会造成意识丧失及昏迷，同时肤色变紫、嘴唇变黑（发绀）等现象。

至于呼吸衰竭的诊断除了根据患者的症状外，还包括胸部X线及动脉血液分析等检查。胸部X线检查可了解患者肺脏是否有病变以及病变的位置及范围，例如肺炎引起呼吸衰竭时，胸部X线检查可观察到典型的变化。诊断呼吸衰竭的另一个重要依据是动脉血液分析。动脉血液分析既可知道血液中氧气及二氧化碳浓度，也可以知道血液的酸碱度，并据以判断患者呼吸衰竭的严重程度。

5 呼吸衰竭的治疗

治疗呼吸衰竭必须了解引起呼吸衰竭的原因，才能彻底解决患者的问题。但急性呼吸衰竭时为了挽救患者生命，应先给予紧急的处理。大体而言，患者若还能自主呼吸、意识清楚，只是血氧浓度稍低，则可以给予氧气治疗，如使用氧气面罩吸氧（图4A）。但对于丧失自主呼吸能力、呼吸力量不足、血氧浓度太低或二氧化碳浓度太高的患者，则必须进行气管插管使用呼吸机辅助治疗（图4B）。

气管插管是指经口腔或鼻腔插一根管子进入气管，让呼吸机输入的氧气可直接进入肺脏，不至于误入食管及胃。呼吸机一方面可以提供较

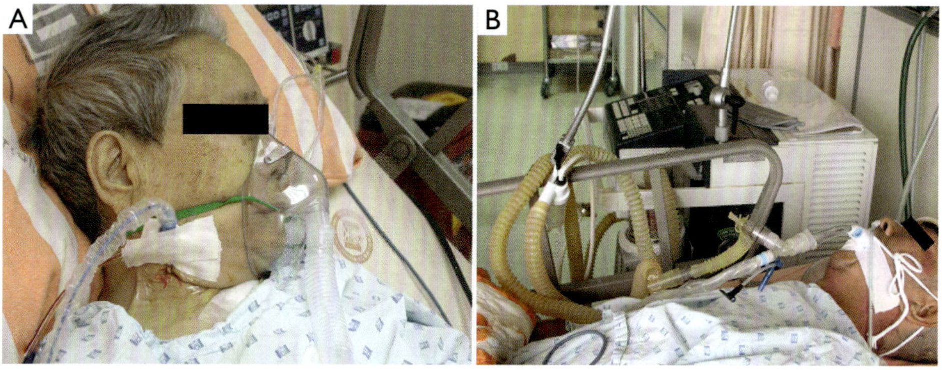

图4 呼吸衰竭的治疗

（A）呼吸衰竭时，患者可使用氧气面罩吸氧；（B）气管插管使用呼吸机辅助呼吸。

高浓度的氧气，并可像泵般将氧气灌入患者肺脏。使用呼吸机可以暂时取代患者的呼吸运动，稳定患者的生命体征。但要患者脱离呼吸机，完全自主呼吸，则必须针对引起呼吸衰竭的原因，施以有效的治疗。

6 结语

人体的大脑细胞只要缺氧数分钟便会造成永久性伤害，呼吸功能的重要可见一斑。所幸引起急性呼吸衰竭的原因大多数是可以治疗的。只要尽快就医，必要时使用氧气面罩及呼吸机，绝大多数患者都可以顺利度过难关，恢复健康的身体。

第十二章

压在心上的石头——纵隔腔肿瘤

美莲今年38岁，身体状况一直很好，但最近却常有眼皮下垂的现象，同时看东西会有两个影像，到傍晚时症状尤其明显。她到医院眼科门诊接受检查，怀疑罹患重症肌无力症，更糟的是，医生帮她安排胸部CT检查，结果在心脏前面发现一颗3 cm大的纵隔腔肿瘤。医生建议手术切除肿瘤，以免日后肿瘤越长越大压迫心脏及血管。一想到这个心脏前面的肿瘤，彷佛就像千斤重的石头，压得美莲喘不过气来……

1　什么是纵隔腔？

纵隔腔是指胸腔内介于两侧肺脏中间的部位（图1A）。纵隔腔前有胸骨，后有脊椎骨保护，腔内则有胸腺、心脏、主动脉、大静脉、气管、食管等重要器官。为区分纵隔腔病变的位置，一般将纵隔腔分为前、中、后三部分。

前纵隔腔是指胸骨后面，心脏及大动脉前面的部位。胸腺即位于前纵隔腔内。后纵隔腔则位于脊椎前缘后面的部位，内有交感神经干及降主动脉。至于中纵隔腔则介于前、后纵隔腔的中间，范围最大，包括心脏、主动脉、大静脉、气管、食管等（图1B）。

2　纵隔腔常见的疾病

纵隔腔的疾病中，以肿瘤或囊肿居多。肿瘤和囊肿都属于会变大，且压迫其他器官、组织的肿块。但肿瘤内部是实心的良性或恶性细胞；囊肿内部则为液体或半固体，且大多为良性。

纵隔腔随着前、中、后位置不同，各有好发的肿瘤或囊肿（表1）。

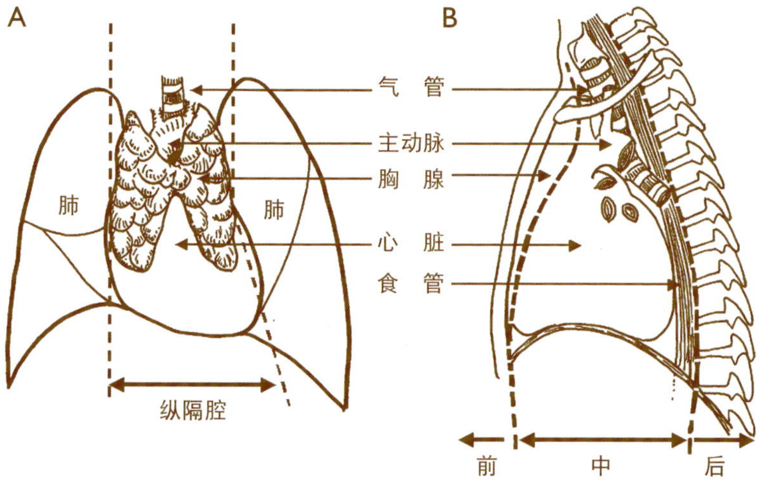

图1　纵隔腔的正面（A）及侧面（B）解剖图

侧面图中以虚线来标明前、中、及后纵隔腔的分界。

表1　前、中、后纵隔腔常见的肿瘤及囊肿

前纵隔腔	中纵隔腔	后纵隔腔
胸腺瘤	淋巴结肿大	神经鞘瘤
畸胎瘤	支气管囊肿	神经纤维瘤
淋巴癌	心包膜囊肿	神经母细胞瘤
胸腺囊肿	淋巴癌	
异位甲状腺		

前纵隔腔病变中最常见是胸腺瘤。胸腺瘤小的时候通常会有一层被膜包围肿瘤细胞，因此，只要将肿瘤连同被膜彻底切除，通常不会再发。但胸腺瘤变大后，有些细胞会穿过被膜，侵犯附近纵隔腔器官，甚至随着血液转移至远处器官，此时胸腺瘤就变成恶性。

胸腺瘤还有一个特色就是常常合并重症肌无力。重症肌无力是一种自体免疫性疾病，导因是人体胸腺中不正常淋巴细胞增生。不正常的淋巴细胞会产生抗体，阻碍通往肌肉的神经传导，因而出现肌肉无力的症状，尤其以眼睛附近的肌肉最容易受到侵犯。胸腺瘤的患者有30%~50%会合并重症肌无力症。

中纵隔腔最重要的器官当然非心脏莫属。心脏及主动脉的病变目前已有许多专著及文章进行讨论，笔者不再赘述。中纵隔腔出现异常肿块时，最常见的是淋巴结肿大，其中恶性肿瘤转移最多，如肺癌及食管癌等。但如果肿块出现在小孩或年轻人身上，则可能是某些胚胎发育异常所遗留下来的病变，如支气管囊肿或心包膜囊肿等。

后纵隔腔的病变则以神经性肿瘤居多。肿瘤可能源自各类神经细胞，如神经鞘细胞、神经纤维细胞或神经母细胞等，良性或恶性的可能性都有。

3 纵隔腔疾病的诊断

如果要问胸腔里面什么部位的病变最难诊断？大概非纵隔腔莫属。除了重症肌无力外，纵隔腔的病变很少引起胸痛或咳嗽的症状，也很少影响到肺功能。通常必须等病变长得很大，压迫到附近的气管、心脏以及大血管等才开始出现症状。

胸外科医生常利用胸部X线片来检查纵隔腔病变，但因正面X线片检查时纵隔腔前后各有胸骨及脊椎骨挡住，太小的病变常被忽略（见图2）。侧面X线检查可以增加病变发现的概率，但要精确了解病变的位置、大小及和附近组织器官的关系，必须使用胸部CT或MRI检查。

在发现肿块后，必须确定肿块是囊肿还是实质性肿瘤，肿瘤是良性还是恶性以及由哪一类细胞组成，以决定治疗的方式。而要确定这些肿块的特性，则必须对肿块施行病理切片检查。

4 纵隔腔肿块切取样本的方法

目前常用的纵隔腔肿块取样本供病理切片方法可分为下列几类：

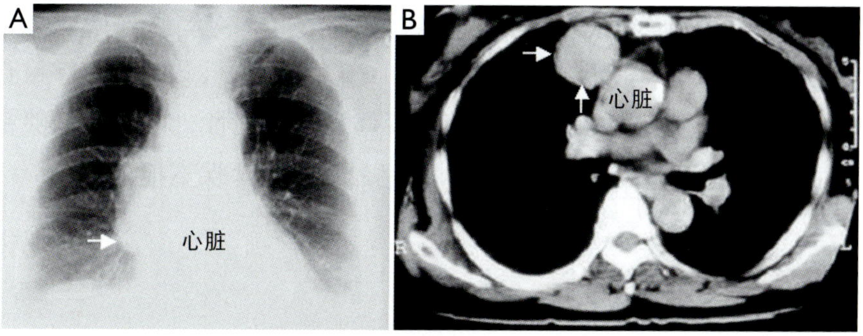

图2　前纵隔腔肿瘤患者的胸部X线片及CT检查

白色箭头所指处即为肿瘤。（A）胸部X线检查纵隔腔肿瘤时，由于病变和胸骨及心脏重迭，因此判读时容易被忽略；（B）CT则可以很清楚地看到肿瘤的大小和位置。

（1）CT或超声波引导下细针穿刺取样切片：此方法是利用细针，在CT或超声波的指引下，经由皮肤及胸壁穿刺来对纵隔腔的病变进行取样切片检查。穿刺取样时采用局部麻醉，此方法适用于较大的前纵隔腔或后纵隔腔病变。中纵隔腔病变因邻近心脏、大血管等重要器官，细针穿刺的危险性较大。细针穿刺取样的缺点在于取得的组织很小，有时无法获得确定的诊断。

（2）手术切开取样切片：手术切开的方式，包括内视镜手术取样及开胸手术取样。手术切开取样必须全身麻醉，但可以得到足够的病变组织，同时必要时可以将肿块完全切除，因此诊断率将近百分之百。内视镜手术取样后皮肤的瘢痕较小，同时恢复迅速，对患者日后的生活和治疗影响小。至于不适合使用内视镜手术取样的患者，则可以考虑开胸手术取样。

5　其他诊断工具

正电子发射型计算机断层扫描（PET-CT）：PET-CT是最近发展出来的影像学检查。它利用癌细胞对葡萄糖代谢率比正常细胞高的原理，将含有放射性元素的葡萄糖注射液注入患者静脉，此时若患者体内有恶性肿瘤，放射性元素就会堆积在肿瘤细胞内而被检测出来。若加上CT检查的辅助，PET-CT不仅可以区分纵隔腔病变属良性或恶性，同时还能够精确定位病变的位置。唯一的缺点是检查费用昂贵，且医保不报销。

6 纵隔腔肿瘤的治疗

纵隔腔肿瘤的治疗必须视其大小、良性、恶性及所处的位置而定。一般而言，3 cm以下的良性肿瘤或囊肿可以利用胸腔镜手术切除。病变太大时则需施行开胸手术。而重症肌无力的患者在接受胸腺切除后，肌无力的症状也会获得明显改善。至于恶性的肿瘤属原发性或属转移性肿瘤则必须根据肿瘤的分期给予手术、化学治疗或放射治疗。治疗的效果也因病变的原因及程度有很大的差别。良性肿瘤或囊肿在切除后通常不会复发。而恶性肿瘤若能早期发现及治疗，患者也可以得到很好的预后。

7 结 语

压迫心脏的纵隔腔肿瘤当然会令患者紧张，但随着CT及PET-CT等检查的广泛使用，早期发现纵隔腔肿瘤将不再是不可能的任务。配合新的内视镜手术及改良的化学治疗、放射治疗，很快就能移除这个压在患者心上的“石头”。

第十三章

胸腔为什么会“生气”？——气胸的原因及治疗

俊杰今年18岁，身高175 cm，体重只有55 kg，身材瘦得像是风可以吹走一般，却怎么样也吃不胖。某天早上用计算机时他突然感到左胸一阵剧烈疼痛，胸部彷佛压了一块大石头般无法呼吸。爸妈赶紧送他到附近医院急诊处，在做完胸部X线检查，才知道罹患了自发性气胸。

1　什么是气胸?

气胸是指胸膜腔内出现空气的积存。引起气胸的原因可以是自发性的，如本文中的俊杰，也可能因外伤、手术、医疗过程或肺部疾病引发。

进入胸膜腔的空气绝大多数来自肺脏的破洞，也可以经由胸壁上的伤口（图1）。这些空气一方面刺激胸膜，一方面压迫肺脏，使肺脏的弹性、换气体积以及气体扩散能力变差，因而引起胸痛、胸闷及呼吸困难等症状。

有时空气持续进入胸膜腔，会使胸膜腔内压力升高，除了压迫肺脏外，甚至造成心脏往对侧偏移而引起严重的呼吸困难及血压下降，此情况称为压力性气胸，若不及时处理，会有生命危险。

2　为什么会产生自发性气胸?

因外伤或手术造成胸膜破裂引发气胸大家都可以理解。但为什么会产生自发性气胸呢?

自发性气胸可依其原因及患者年龄分成两类：第一类为原发性自发

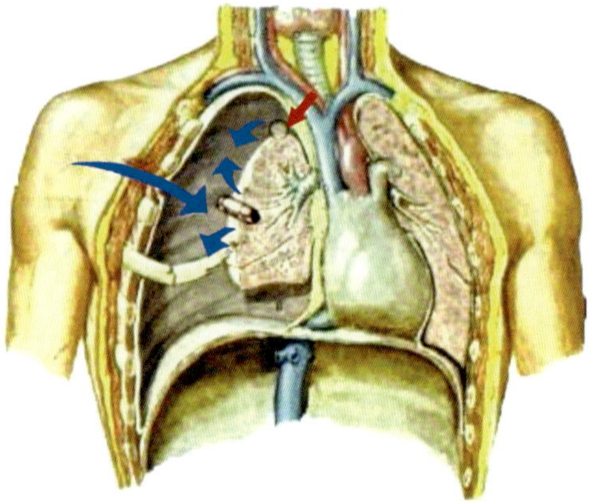

图1　各种引发气胸的原因

蓝色箭头所示为气胸的空气来源，可以由外界进入（如胸壁上的伤口）或肺脏本身漏出（如子弹及折断的肋骨刺穿胸部或肺部本身的气泡破裂）。红色箭头所指为肺脏顶端的气泡。

性气胸（primary spontaneous pneumothorax），第二类为断发性自发性气胸（secondary spontaneous pneumothorax）。

原发性自发性气胸好发于瘦高的年轻男性，引起肺脏漏气的原因通常是因为其肺脏顶端出现数目不一且大小不等的气泡（图2）。气泡形成的

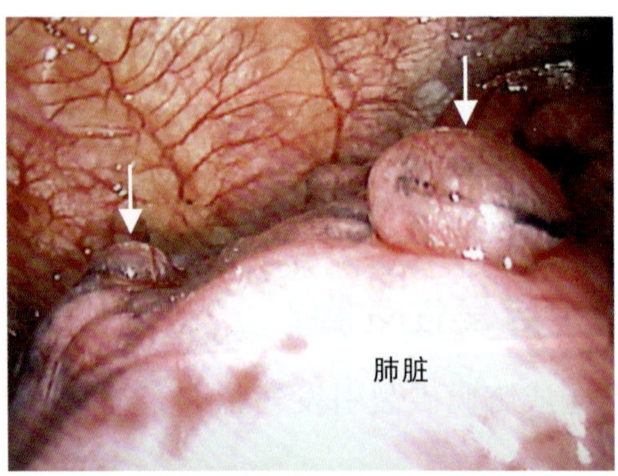

图2　肺脏出现汽泡

白色箭头所指为肺脏表面的气泡。

原因和体质有关，详细机制则尚不清楚，但吸烟会增加气泡破裂的概率。

继发性自发性气胸常见于50岁以上、罹患严重肺气肿或慢性阻塞性肺疾病的老烟枪患者，这些患者因为长期存在支气管慢性炎症阻塞，导致肺脏上下皆弥漫着气肿及气泡化的变化，在任何地方都有可能破裂而引发气胸。

值得注意的是，继发性自发性气胸的患者通常年纪大、肺功能差，一旦气胸发作，必须尽快积极处理，否则易造成呼吸衰竭而危及生命。

3 气胸的治疗

自发性气胸治疗的原则包括以下三点：①移除胸膜腔内的空气；②关闭漏气的组织；③预防复发。外伤或手术引起的气胸，其治疗原则与自发性气胸相同，但极少复发。

（1） 移除胸膜腔内的空气

胸膜腔内的空气可以自行吸收，只是速度非常缓慢。不过对于症状轻微，肺部塌陷少于20%，且8小时内气胸没有扩大的患者，可以考虑观察而不处理。另外，也可以用细针或细导管，将胸膜腔内的空气吸除。但是对于肺部塌陷区域太大，肺功能不佳，或出现明显症状的患者，最好还是放置胸管引流，必要时可加上抽吸，以加速空气移除的速度。

（2） 关闭漏气的组织及气胸复发的预防

人体组织有修补再生的能力，因此破裂的肺脏或气泡有可能自行愈合。但对于某些在胸管引流后仍持续漏气（可能因气泡裂缝太大或患有肺脏病变）或是反复发作的气胸患者，就必须利用药物或手术的方式来关闭漏气的组织并预防日后的复发。

1）药物治疗：引发气胸的原因既然是空气进入胸膜腔而引起壁层及

脏层胸膜的分离，因此可以借由胸管在胸膜腔内打入刺激药剂，促成两层胸膜粘连，以使气胸愈合并减少气胸复发的机会。然而，此法因为没有处理气泡的问题，因此大约有20%的复发概率，但对于身体状况太差、不适合手术的患者，仍是不错的选择。

2）手术治疗：治疗气胸的手术方式近年来有相当大的变革。早期大多借由腋下或侧面开胸手术施行，近年来则被伤害较小的内视镜手术（包含胸腔镜及迷你胸腔镜手术）[1]所取代。

虽然手术的方式不同，但原则相似，即把位于肺部的气泡切除，之后再将胸膜腔内的壁层胸膜剥除，或以干纱布摩擦壁层胸膜以促成胸膜腔内的粘合。不论是开胸还是内视镜手术，其复发率皆低于5%。此外，内视镜手术还有许多优点，包括并发症较少、胸管放置及住院日数缩短、术后疼痛减轻，并且伤口美观，使得患者接受手术的意愿大为提高。

原发性自发性气胸患者的肺脏原本是正常的，因此手术治疗后，患者的日常作息并不会受到影响；至于继发性自发性气胸的患者，则因原本的肺部病变，必须接受定期门诊追踪及治疗。

4 结语

虽然患者的体质是引起自发性气胸的关键，但不可否认吸烟和引发气胸有密不可分的关系。为了自身和他人的健康，拒绝香烟的诱惑是最基本的要求。而随着科技进步，利用内视镜手术来治疗气胸，不管是在减少疾病复发，还是在促进伤口美观方面，皆有令人满意的结果。因此，胸腔“生气”时大可不必过于紧张，经过适当的治疗，很快就可以恢复原本的生活及工作。

[1] 有兴趣的读者请参考第十八章“不留瘢痕的胸腔手术——迷你胸腔镜手术”一文。

胸膜腔简介

肺脏位于人体胸腔内，是执行呼吸功能的主要器官。呼吸时，肺脏会随着胸壁起伏而涨大及缩小。为减少肺脏与胸壁间的摩擦，在肺脏表面及胸壁内缘各有一层平滑薄膜所覆盖，分别称为脏层胸膜与壁层胸膜。两层胸膜间形成的空腔称为胸膜腔（图1）。

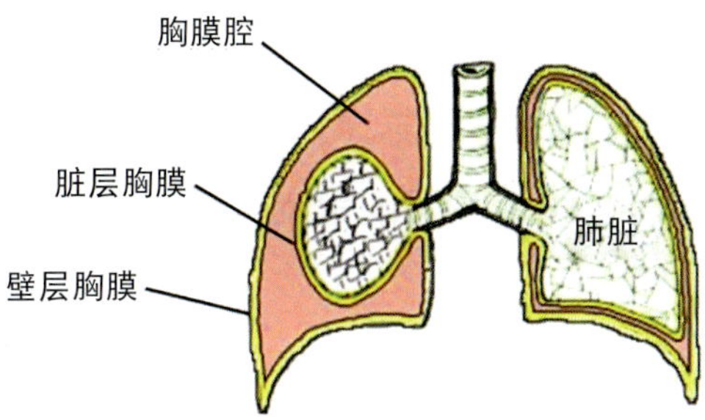

图1　胸膜腔
正常情况下不存在的假想空腔。

正常情况下，两层胸膜相互紧贴，胸膜腔内仅有薄薄一层组织液，用来减轻胸膜滑动时产生的摩擦。当胸膜腔内聚积了不应该存在的空气（称为气胸，见图2）或液体（如积脓称为脓胸，出血称为血胸，聚积过多组织液则称胸腔积液），就会压迫肺脏，影响呼吸功能。

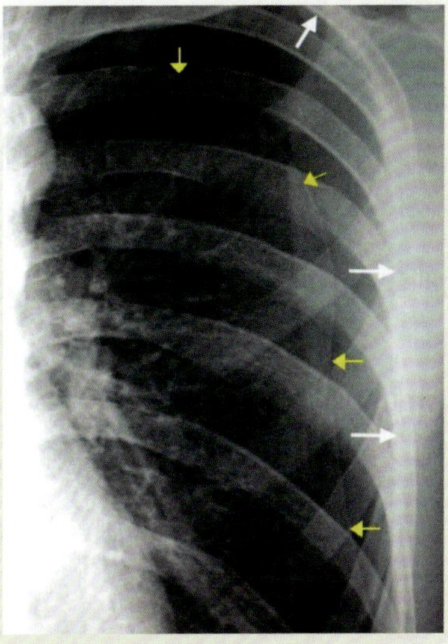

图2　气胸的X线片影像
可见到脏层胸膜（黄色箭头）与壁层胸膜（白色箭头）分开。

第十四章

为什么感冒越来越严重？——脓胸的原因及处理

大雄今年65岁，身体状况一直很好。但自从两星期前感冒以来，咳嗽及脓痰就一直没停过，体力也觉得大不如前，稍微爬几层楼梯就气喘如牛。最近又出现右胸疼痛的现象，起初以为是肌肉拉伤，使用疼痛贴膏及请人推拿，都没有效果。今天实在痛得受不了，到医院接受胸部X线检查，只见到右下肺部白茫茫一片。医生说可能是肺炎合并脓胸，必须住院检查及治疗。

1　什么是脓胸？

胸腔内部炎症积脓可能发生于肺脏内或胸膜腔内。肺脏内的积脓称为肺脓肿，脓胸则是指胸膜腔内的积脓（图1）。

胸膜腔是指壁层胸膜和脏层胸膜之间的空腔。正常情况下，两层胸膜相互紧贴，胸膜腔内仅有薄薄一层组织液，用来减少壁层胸膜和脏层胸膜滑动时产生的摩擦。当胸膜腔内聚积了不应该存在的液体或空气，就会压迫肺脏，影响呼吸功能。胸膜腔内出现空气称为气胸，出血称为血胸，而出现积脓则称为脓胸。

值得注意的是，脓胸并不是大人的专利，各年龄层患者都可能罹患。小朋友若罹患严重的肺炎，也可能并发脓胸（图2）。

2　为什么会产生脓胸？

脓胸起因于胸膜腔内的细菌感染。细菌可以从四面八方进入胸膜

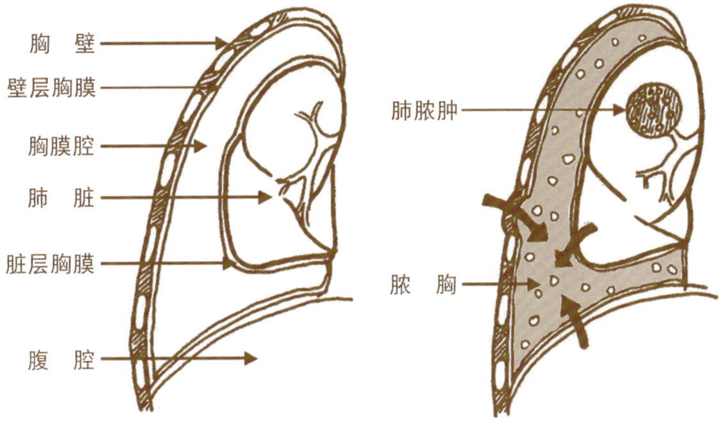

图1 胸膜腔及脓胸示意图

（A）胸膜腔是指壁层胸膜和脏层胸膜间的空腔；（B）引发脓胸的细菌可能来自肺脏、腹部器官或胸壁外伤

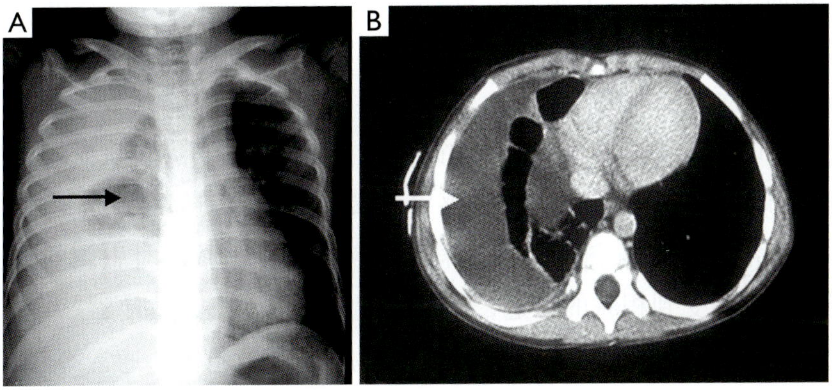

图2 1位6岁大的小朋友因为右侧严重肺炎而并发脓胸

（A）胸部X线检查显示右侧肺野变白，肺脏被蓄积的脓液挤压而使肺叶体积变小（黑色箭头所指为肺脏）；（B）胸部CT检查显示肺脏外有大量的脓液蓄积（白色箭头）。

腔，例如邻近的肺组织炎症、胸壁外伤或胸腔手术后细菌入侵、腹部炎症（如腹膜炎）和败血症时，细菌可经由微血管进入胸膜腔（表1）。

细菌进入胸膜腔后会繁殖并刺激胸膜，吸引大量白细胞进入胸膜腔

表1 引起脓胸的常见原因

● 肺炎	● 腹部器官发炎（如肝脓疡或腹膜炎）
● 胸壁外伤	● 胸腔手术感染
● 败血症或菌血症	

内与细菌对抗，因而形成脓液。脓胸形成后，也会加速肺脏及邻近组织炎症，细菌甚至可蔓延至血液而引起全身性败血症，必须迅速处理。

3 脓胸的症状及诊断

脓胸导因于胸膜腔炎症化脓，因此常有明显炎症的症状，例如发热、白细胞增多等。另外，胸膜具有神经分布，发生炎症时患者会有咳嗽及胸痛等现象。由于脓胸时常合并肺炎，因此也可能有大量脓痰产生；而大范围的肺部发炎或大量脓胸时，会影响呼吸功能，造成患者呼吸急促，甚至呼吸衰竭。

脓胸的诊断必须依赖影像学的检查。对于持续发热、咳嗽或胸痛超过一星期的患者，不宜当作一般感冒，最好能接受胸部X线检查。X线检查时，正常肺脏充满空气，看起来是均匀的黑色。脓胸时患侧的肺脏会有炎症，同时受到积脓的压迫，使得空气减少或消失，致使X线片显影变白。此时应追加胸部CT检查，以确定脓胸的位置及范围。通常胸部X线及CT检查只能确定胸膜腔内有液体蓄积，无法确定液体是积脓、积水或积血。最好在胸腔超声波指引下抽出一些胸膜积液进行检验，以确定脓胸的诊断。

典型脓胸积液会抽出浓稠的白色液体，内含大量白细胞及蛋白质，有时还会有恶臭味。

4 脓胸的治疗

大部分的脓胸是由外来的细菌感染所致。因此治疗的原则包括：①治疗引发脓胸的原因。②找出致病的细菌，使用有效的抗生素。③将胸膜腔内蓄积的脓液排出，使肺脏重新扩张。脓胸的原因如果是肺炎、胸膜炎或败血症时，必须针对引起发炎的细菌，使用有效的抗生素治疗。

要找出引起脓胸的细菌可以从胸膜腔抽出脓液或抽血进行细菌培养，而要排出胸膜腔内的积脓则有许多方法。假如积脓的时间不长，可以放置胸管引流积脓。但若积脓时间过长，则积脓会变浓稠，甚至变成半固体状，此时胸管引流效果就会变差，必须以外科手术的方法来排脓。早期通常利用开胸手术来治疗脓胸，但因伤口大，恢复慢，患者通常闻之却步。最近有越来越多的医生选择利用胸腔镜手术来清除积脓。

胸腔镜手术时通常只需2~3个1 cm长的小切口就可以将胸膜腔内的积脓清除干净，伤口小，恢复也快，因此越来越受到医生及患者的喜爱。脓胸若能连同引发的病因彻底解决，通常不会再复发。

5 结 语

最常引发脓胸的原因是肺炎，而肺炎初期又常被当作感冒治疗。因此，感冒超过一星期及以上，若仍有发热、脓痰或呼吸困难等症状时，仍应到医院接受检查。

只要能控制引发脓胸的原因，再针对引起脓胸的细菌施以有效的治疗，辅以胸管引流或胸腔镜手术，大部分的患者都能很快治愈，恢复健康的生活。

第十五章

慢性阻塞性肺疾病

国华的父亲吸烟已有40年。5年前他就发现父亲经常咳嗽，且有黄色脓痰。最近父亲体力越来越差，走几步路就很喘，同时呼吸声音很大，呼气时尤其明显，常出现嘶鸣的声音。医生帮父亲进行肺功能检查，发现他的肺功能只剩下正常值的50%，使用支气管扩张药也没有明显的改善。医生认为父亲得了慢性阻塞性肺疾病。国华听说这种病治不好，只会越来越严重，因此非常担心。

1 什么是慢性阻塞性肺疾病?

慢性阻塞性肺疾病（Chronic Obstructive Pulmonary Disease，COPD）属于下呼吸道疾病，是全世界慢性疾病致死的重要原因之一。其主要病变在于下呼吸道的细支气管长期存在炎症，导致管径狭窄或阻塞，使呼吸时气流受阻。

其阻塞的程度在呼气时会比吸气时明显。患者因此会出现慢性咳嗽（指咳嗽3个月以上）、慢性咳痰，甚至呼吸困难的症状。

会出现类似症状的疾病还有哮喘病。两者的差别在于哮喘病通常在患者小时候就会发作，发作时使用支气管扩张药可明显改善症状，肺功能甚至可完全恢复正常；而慢性阻塞性肺疾病通常发生于中年以后的“老烟枪”，治疗只能改善症状或减少发作的频率，无法完全恢复肺功能。更糟糕的是，假如没有移除危险因子并妥善治疗，慢性阻塞性肺疾病会反复发作，使患者的肺功能越来越差，最后甚至引起呼吸衰竭。

2 引起慢性阻塞性肺疾病的原因

慢性阻塞性肺疾病源于长期暴露在空气中有害的微粒或气体中，引起肺脏不正常的炎症反应，其中最常见的原因就是吸烟。患者的肺功能会呈现渐进式的恶化，因此不易察觉，等到出现明显症状时，病情通常已经相当严重。

因此，任何人如果出现慢性咳嗽、慢性咳痰及呼吸困难时，都必须考虑慢性阻塞性肺疾病的可能性。此外，慢性阻塞性肺疾病也和患者体质有关。某些人呼吸道较敏感，只要少量吸烟或短期暴露于不良空气中，就会引发慢性阻塞性肺疾病；而某些人即使吸了一辈子烟也不会出现明显的症状。

3 慢性阻塞性肺疾病的症状及严重程度

慢性阻塞性肺疾病患者在呼气时，气流受阻的情况通常比吸气时严重，此点和上呼吸道阻塞不同。而确定诊断及判定严重程度必须靠肺量计检查（spirometry，详细说明请参考图1），即俗称的肺功能检查。

慢性阻塞性肺疾病的严重程度是由FEV_1/FVC来决定。检测前必须先使用支气管扩张药，以检测患者的最佳肺功能。若患者的$FEV_1/FVC<70\%$，则可诊断有慢性阻塞性肺疾病。

其严重程度，则以第1秒用力呼气量来判断（表1）。若第1秒用力呼气量>80%预测值，则患者属于轻度，其症状多为慢性咳嗽及咳痰。中度是指第1秒用力呼气量介于50%~80%预测值，此时患者通常会合并运动性呼吸困难。重度是指第一秒用力呼气量介于30%~50%预测值，此时患者稍微活动就会出现呼吸困难，并严重影响日常生活作息。第1秒用力呼气量<30%预测值的患者属于极重度，通常有慢性呼吸衰竭症状，一旦急性发作或并发呼吸道感染，随时可能会危及生命。

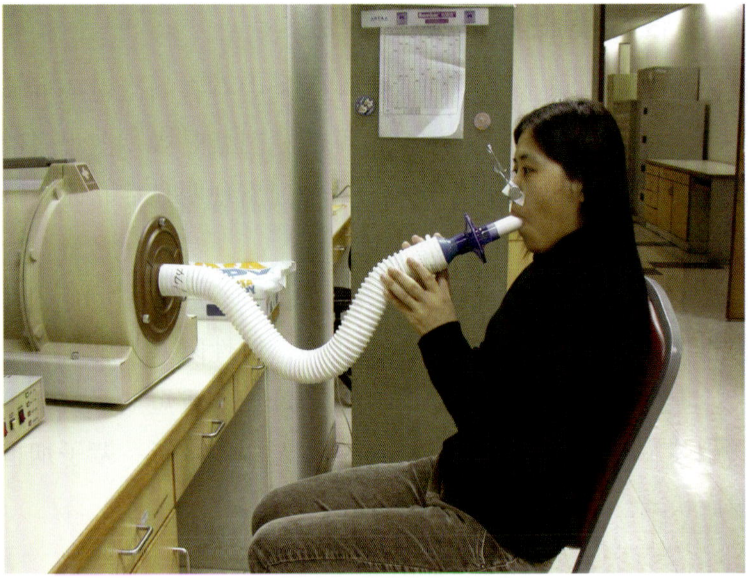

图1　肺量计检查

患者接受检验时，必须将气吸饱，之后在最短的时间内将吸入的空气完全呼出。此时呼出空气的总量称为用力肺活量（Forced Vital Capacity，FVC）。一般人用力呼气的时间约3秒钟，其中大部分空气在第1秒内就呼出，因此我们将1秒内呼出空气的量称为第1秒用力呼气量（Forced Expiratory Volume in One Second，FEV_1），而其和用力肺活量的比值（FEV_1/FVC）称为FEV_1/FVC。肺功能不良的患者可简单分为两类：一类是缺乏运动、体能不佳的人，通常用力肺活量会变差，但FEV_1/FVC正常，此类型称为局限型肺功能障碍；另一类患者用力肺活量正常或稍差，但FEV_1/FVC更差，表示患者需较长的时间才能将气呼完，此类型称为阻塞型肺功能障碍，慢性阻塞性肺疾病及哮喘病就属于这一型疾病。

4　慢性阻塞性肺疾病的检查及诊断

除了肺量计检查外，中度以上的慢性阻塞性肺疾病患者还需接受以下检查，以确定患者诊断，评估病情，并做进一步处置。

（1）支气管扩张试验：支气管扩张试验是指患者接受肺量计检查后，让患者使用支气管扩张药，之后再做一次肺量计检查，看患者肺功

表1　慢性阻塞性肺疾病的分期、症状及治疗

	轻度	中度	重度	极重度
FEV1/FVC	<70%	<70%	<70%	<70%
第一秒用力呼气量预测值	>80%	50%~80%	30%~50%	<30%
症状	慢性咳嗽及咳痰	剧烈活动时呼吸困难	轻微活动即呼吸困难	慢性呼吸衰竭或心力衰竭
治疗原则	病情恶化时，使用短效型支气管扩张药			
		规则使用一种以上的长效型支气管扩张药，并进行肺部复健		
			若有反复发作，可加入吸入型类固醇	
				考虑长期氧气治疗或手术

能是否可以因为使用支气管扩张药而获得改善。哮喘病患者在使用支气管扩张药后，肺功能可以获得明显改善，但慢性阻塞性肺疾病的患者则对支气管扩张药没有明显的反应。

（2）胸部X线检查或高分辨率CT检查：当患者肺脏出现大气泡或有气胸发作时，也会出现类似慢性阻塞性肺疾病的症状。因此，患者症状恶化时，必须接受胸部X线检查或高分辨率CT检查，以排除其他疾病的可能性。

（3）动脉血气分析：一般抽血检查都是抽静脉血。动脉血气分析则必须抽取患者的动脉血。动脉血是刚由心脏送出的新鲜血液，所含氧气尚未被组织及细胞利用，因此，可以代表肺脏内气体交换的功能。

动脉血气分析对于严重的慢性阻塞性肺疾病患者而言非常重要，因为可以判断患者是否处于呼吸衰竭或即将进入呼吸衰竭的状态。动脉血气分析可以测量患者血液中氧气及二氧化碳的分压。

血中氧气分压越低，代表肺脏无法将缺氧血充分变为充氧血；血中二氧化碳分压越高，代表肺脏无法有效排出身体产生的二氧化碳。当患者氧气分压小于60 mmHg且合并二氧化碳分压>45 mmHg时，即可称为呼吸衰竭，必须尽速处理。

5 慢性阻塞性肺疾病的处置

当慢性阻塞性肺疾病患者出现病情恶化而有明显呼吸困难时，短效型支气管扩张药可以立即缓解患者的症状，因此是每一时期患者共同的选择。但短效型支气管扩张药在使用一段时间后，就会慢慢失去效果，因此不建议长期使用于病情稳定的患者。

治疗稳定的慢性阻塞性肺疾病患者，必须考虑患者疾病的严重程度、对药物的反应及长期使用的不良反应，逐步增加或调整治疗的药物。一般而言，轻度患者并不需要常规使用药物。中度以上的患者则应常规使用一种或一种以上的长效型支气管扩张药，并积极进行肺部复健。同一层次的药物治疗，除非有明显不良反应或疾病恶化，否则治疗应维持越长时间越好。至于重度或极重度患者，可以考虑使用吸入型类固醇、长期氧气治疗或手术治疗，治疗原则请参考表1。

慢性阻塞性肺疾病常用的药物包括：

（1）支气管扩张药： 支气管扩张药是慢性阻塞性肺疾病治疗的主要药物，可分为短效及长效。给予的方式可分为吸入型及口服型。吸入型药物作用比口服型快，且不良反应少，因此较常使用。

常用的支气管扩张药依据其作用机制，可分为抗胆碱药、乙二型交感神经兴奋药及茶碱类药物等。当患者有急性发作时，通常建议先使用短效型支气管扩张药以缓解症状。而长效型支气管扩张药则常使用于中度以上患者的长期疾病控制。

（2）类固醇： 某些研究显示，定期使用吸入型类固醇对于重度及极重度患者有帮助。至于长期使用口服类固醇容易引起肌肉病变及其他不良反应，因此并不建议。

（3）其他药物治疗： 抗生素通常使用于患者有明显感染症状、肺功能急性恶化且痰液变多变黄时。至于止咳药物则不建议使用，因为把痰咳出对于慢性阻塞性肺疾病患者具有保护作用。而化痰药物理论上虽然可以帮助患者将痰咳出，但目前为止并没有充分证据显示长期使用对病情有帮助。

（4）手术治疗： 某些慢性阻塞性肺疾病患者肺脏内有许多大气泡，这些大气泡会压迫正常的肺组织，使患者肺功能变差；另外，大气泡也可能破裂，引发气胸，导致患者呼吸困难。对于这些患者，若能将大气泡切除，通常可以改善患者的肺功能。但假如患者肺功能太差且合并心力衰竭时，就必须考虑肺移植，才可能挽救患者的生命。

6 结 语

由于篇幅限制，本文只能简单介绍慢性阻塞性肺疾病诊断的方式及治疗的原则。至于详细的治疗计划、使用的药物以及症状恶化时的处理方式，都必须由诊治医生针对患者的实际病况做妥善的处理。

虽然药物治疗无法让慢性阻塞性肺疾病患者恢复正常的肺功能，但只要能彻底戒烟、定期追踪，并遵循医嘱辅以适当的复健及运动，相信每一位患者都能享受良好的生活质量。

第十六章
威胁人类数千年的肺结核

38岁的美云最近咳嗽不断，做什么事情都提不起劲，傍晚常有轻微发热。食欲似乎越来越差，即使看到自己喜欢的食物也没有胃口，同事都以为她在减肥，让她有苦难言。某天早上起床时突然咳出一大口鲜血。美云想到许多电视剧及小说的女主角都是因为咯血而死掉，心里非常害怕自己得了不治之症……

1　什么是肺结核？

从有历史记载以来，肺结核就离不开人类的生活。根据世界卫生组织的估计，全世界约有30%的人口曾经或正在感染肺结核，其中绝大多数集中在中国及印度。

肺结核就是一般俗称的“肺痨结核”，原因为肺脏受到结核杆菌的感染。除了肺脏外，结核杆菌也可能侵犯脑膜、淋巴结、骨骼、肠道、生殖器官等。肺结核可以经由空气传染，特别是在拥挤及通风不良的环境。

肺结核属于慢性病，感染后不一定会立即出现症状，有时会在数月甚至数年后才发病。发病后若没有好好治疗，通常会越来越严重，并且会传染给自己的家人及朋友，因此必须格外小心。

2　肺结核都会传染给别人吗？

肺结核患者是否会传染给邻近的人与肺结核属于开放性或非开放性有关。开放性肺结核是指患者的痰液中可以检测或培养出结核杆菌。

开放性肺结核只占所有肺结核患者的10%，此时患者应立刻接受治疗，避免持续传染给其他人，而和患者亲近的亲属或朋友也应到医院检查是否受到传染。非开放性肺结核患者的痰液中没有结核杆菌，因此不会传染给别人。

但若自己的亲友有开放性肺结核时也不必过度紧张，因为结核杆菌对于免疫力正常的人感染力并不高，且患者在服用药物两个星期后，通常就不再具有传染力。

3 肺结核患者的临床表现

早期肺结核患者几乎没有症状，即使出现症状，一般也都是在不知不觉中发生，很少急性发作，因此容易被人忽略。肺结核患者的表现可分为全身性症状及呼吸道症状。全身性症状包括消瘦、厌食、疲乏、轻微发热及夜间盗汗等。呼吸道症状则包含慢性咳嗽、咳痰及咯血等。另外，也有许多患者没有症状，但因其他原因接受胸部X线检查时，意外发现有肺部病变。

4 如何诊断肺结核

要诊断肺结核，需由临床症状，验痰，胸部X线片，结核菌素试验以及组织病理切片作判断。但要确定诊断还是必须靠痰液、肺组织分离或培养出结核杆菌。验痰时，医院会将痰液分为两部分：一部分做抹片检查，可以马上知道是否有结核杆菌感染；另一部分则进行细菌培养。但因结核杆菌生长速度缓慢，通常需6~8周才能得到结果。

常见的肺结核胸部X线片异常包括肺脏上半部出现阴影、空洞或出现胸腔积液（图1）。病变痊愈后胸部X线摄影常会留下纤维化或钙化病灶。

结核菌素试验是指将少量结核菌的蛋白质注射在患者的皮肤下，以观察其免疫反应。曾有肺结核感染的人，在注射后48~72小时皮肤会出现硬节或肿胀的阳性反应。但因许多人接受过卡介苗的接种，也会使结核菌素试验成阳性，因此结核菌素试验的诊断价值不高。另一种常用的诊

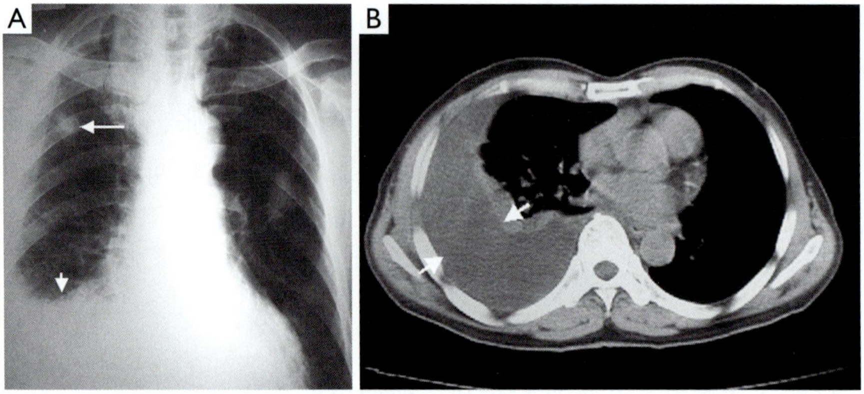

图1 肺结核胸部X线片影像及CT影像

51 岁的男性肺结核患者的（A）胸部X线片显示右侧肺上半部出现一个直径约3 cm大的阴影（长箭头），同时有胸腔积液的现象（短箭头）；（B）胸部CT显示右侧胸腔积液（短箭头）。

断方法是利用支气管镜取出患者的痰液或肺组织做涂片检查及结核杆菌培养。若能分离或培养出结核杆菌，也代表患者有肺结核。

由于结核杆菌培养通常需8周才能得到结果，在诊治上缓不济急，因此必要时也可以利用聚合酵素连锁反应（PCR）或酵素免疫快速检验（ELISA）来检测结核杆菌的感染，但这些检查并非每一家医院都能提供。

5 肺结核的治疗

在缺乏有效的抗结核药物问世以前，患者都是依靠休息、静养、改善营养状况等方法来治疗。抗结核药物问世后，对肺结核的治疗发生了彻底的改变。目前治疗的原则是选择多种适当的药物合并使用，并且规则不间断地服用一段时间。

常见的药物如表1所示。单独使用一种抗结核药物不但疗效不彰，也容易产生抗药性细菌，因此必须并用至少两种以上的有效药物。目前建议的最短疗程为6个月：即先使用异烟肼（Isoniazid）、利福平（Rifampicin）及吡嗪酰胺（Pyrazinamide）或乙胺丁醇（Ethambutol）3种

表1 常用抗结核病药物

药名	使用方式	不良反应
异烟肼（Isoniazid）	口服	肝炎、周围神经炎、过敏反应
利福平（Rifampicin）	口服	肝炎、过敏反应、血小板减少、肾功能异常
吡嗪酰胺（Pyrazinamide）	口服	肝炎、血中尿酸升高
乙胺丁醇（Ethambutol）	口服	视神经损伤、皮肤疹
链霉素（Streptomycin）	注射	听神经损伤及肾脏毒性
对氨基苯甲酸（Para-amino-salicylic acid）	口服	肝炎、过敏反应
卡那霉素（Kanamycin）	注射	听神经损伤及肾脏毒性
阿米卡星（Amikacin）	注射	听神经损伤及肾脏毒性
卷曲霉素（Capreomycin）	注射	听神经损伤及肾脏毒性
乙硫异烟胺（Ethionamide）	口服	肠胃不适、肝脏毒性、过敏反应
环孢霉素（Cycloserine）	口服	精神异常、人格改变、抽筋
环丙沙星（Ciprofloxacin）	口服或注射	肠胃不适、过敏反应、头痛
氧氟沙星（Ofloxacin）	口服或注射	肠胃不适，过敏反应，头痛

药物治疗2个月后，继续使用Isoniazid及Rifampicin 4个月，即可将复发概率控制在2%以下。另外，也有医生尝试使用更短的疗程，但复发率会随之上升，因此并不建议。

6 治疗失败的原因

目前抗结核药物非常有效，因此很少有治疗失败的情况。引起治疗失败的原因主要为：出现抗药性细菌、药物选择不当、疗程不足以及因药物不良反应导致患者不愿规则服药等。

药物的不良反应如表1所示。许多抗结核药物皆有肝脏毒性，因此合并使用常会造成患者的恐惧。实际上会发生肝功能异常的概率很小。而且医生在开始使用药物的前几个月都会密切监测肝功能，必要时可随时调整药物的种类及剂量。

抗药性结核杆菌产生的原因来自于在细菌生长的过程中，会有一小部分突变而对某一种药物产生抗药性。但同一批结核杆菌要对2种，甚至3种药物同时产生抗药性的概率微乎其微，这也就是为何治疗肺结核时都会合并3种抗结核药物，甚至4种抗结核药物的原因。

抗结核病治疗失败还有一个因素在于患者未遵循医生处方，接受适当及充分的治疗。结核病的治疗必须长时间连续服药。造成患者中断服药的原因包括：患者在接受一段时间治疗后自觉症状改善，因此不愿继续服药；此外可能因为药物不良反应造成身体不适，因而不肯继续服药。关于这些问题，医生必须在开始治疗前就向患者解释清楚，并随时掌握患者服药的情况，才能达到最好的疗效。

7 何时必须考虑手术切除病灶

绝大部分肺结核可利用抗结核药物治愈。但若患者有多重抗药性结核菌感染且肺脏出现空洞或坏死时，就必须把这些受到破坏的肺脏切除，以免成为抗药性结核菌生长的温床。

手术后患者仍需接受12~24个月有效的抗结核药物治疗，太早停药很容易引起肺结核复发。

8 肺结核患者的居家疗养

罹患肺结核后，必须按时服用抗结核药物，定期门诊追踪，并注意药物引起的不良反应。一旦有不良反应或身体不适，应尽快与主治医生联络，不要擅自停药。一般患者可以在体能负荷许可范围内照常工作，但咯血的患者则应尽量卧床休息，直到症状改善为止，使用盐水漱口可以改善口中腥味。另外应多注重个人卫生，咳嗽或打喷嚏时应以卫生纸或手帕掩住口鼻，以免飞沫喷及他人。烟酒应予戒除，以避免刺激气管。充足的睡眠、均衡的营养以及适度的运动则是改善体质、加速痊愈的不二法门。

9 结语

肺结核已经伴随人类至少数千年。虽然目前已有许多有效的抗结核药物，但肺结核仍是威胁人类健康最大的敌人之一。目前肺结核防治最大的困难在于药物治疗疗程太长，且有许多不良反应，因此许多患者不愿遵循医嘱，常擅自中断治疗。其实只要能持续服药，绝大多数患者都可恢复正常的生活。而医学家努力的目标，则是研发更快速有效、不良反应更小的超级抗结核菌药物，以造福患者。

第十七章

认识肺炎，远离危险

美伦念幼儿园的儿子最近有高热及咳嗽现象，在诊所吃了3天的退烧药也没有明显改善。美伦突然想起幼儿园几天前曾带小朋友到中正纪念堂户外教学，加上最近电视一直报道禽流感引发严重肺炎的消息，会不会儿子因为接触或喂食鸽子而感染禽流感？一想到可怕的禽流感及肺炎，美伦不禁全身发抖，急忙带着儿子冲向医学中心的急诊处……

1　什么是肺炎？

肺炎是指肺脏受到细菌、病毒等微生物感染，或化学性、物理性物质刺激，而引起炎症现象。肺炎时肺脏的肺泡内会充满炎性物质，因而丧失交换气体的功能。呼吸道同时会产生大量分泌物，导致患者出现呼吸困难、咳嗽以及咳痰等症状。此时胸部X线检查可发现肺脏出现病变。

由于引起肺炎的原因以细菌居多，因此很多人将细菌性肺炎称为典型肺炎；而非典型肺炎则是指其他原因引起的肺炎，例如病毒或霉浆菌感染。不论是典型或非典型，肺炎一直是造成人类死亡重要原因之一，即使在医学进步的现代，人类依然无法摆脱肺炎的威胁。

2　为什么会引起肺炎？

绝大多数感染性肺炎是由于呼吸道受到病原菌或病毒感染。这些致病原可能来自受到感染的人、动物甚至受污染的环境。致病原进入人体后，必须对抗免疫系统的攻击，并繁殖到一定数量，才会引起肺炎。假如致病原的致病力不强，或人体的免疫功能很好，即使受到少量病菌或病毒侵犯，也不一定会引起肺炎。传染性肺炎的病原菌或病毒在肺脏繁殖一段时间后，常会出现在痰液、鼻涕或唾液中。因此当患者咳嗽或打喷涕时，就可能传染给其他的人。

3　肺炎的分类

引起肺炎的原因可分为感染性及非感染性两大类。常见肺炎的原因如表1所示。感染性肺炎是指细菌、真菌或病毒等微生物侵入肺脏而引发的严重感染；非感染性肺炎则是指呼吸道吸入或呛入化学性物质，过敏性或有毒气体、液体而导致肺脏炎症。

由于引起感染性肺炎的致病原繁多，短时间内很难确定到底是哪一种微生物引起，为能更快、更有效地治疗肺炎，通常我们把肺炎分成三大类，以预测其病原：第一类是在社区中感染到的肺炎，称为社区感染；第二类是住院时感染到的肺炎，又称院内感染；第三类则是免疫不全患者所感染到的肺炎。

大部分肺炎患者都源于社区感染，这类患者的免疫功能正常，因此

表1　引起肺炎常见的原因

原　因	说　明
感染性	
细菌性肺炎	革兰阳性菌、革兰阴性菌、厌氧菌、结核杆菌、霉浆菌等
非细菌性肺炎	病毒、真菌、寄生虫等
非感染性	
化学性肺炎	强酸、强碱吸入
物理性肺炎	如放射治疗造成的伤害
吸入性肺炎	唾液或胃酸呛入气道
过敏性肺炎	肺脏对进入身体的物质过敏，如化疗药物或抗生素等
其他	
原因不明肺炎	没有明显引发肺炎的原因

致病原多是致病力较强的细菌或病毒。社区感染的肺炎，以肺炎链球菌感染最常见，其次像流行感冒嗜血杆菌、葡萄球菌、霉浆菌也常遇到，此外，还有流行性感冒病毒或其他呼吸道病毒的感染。

至于院内感染则发生于因其他疾病住院（如心脏病、脑血管疾病、肾脏疾病等）或手术后并发的肺脏感染。这些住院的患者咳嗽能力及免疫力较差，而医院内又有许多肺炎患者，因此容易受到感染。常见的细菌包含铜绿假单胞菌、肺炎克雷伯菌、大肠埃希菌等。

而免疫不全患者因抵抗力差，即使致病力低的细菌、病毒及其他微生物都可能引起严重肺炎。例如移植患者或艾滋病患者，就常受到肺结核杆菌或其他罕见细菌、病毒的感染。

4 肺炎如何诊断？

肺炎患者通常会出现发热、咳嗽、呼吸困难、脓痰等症状，偶尔也会合并其他身体不适。血常规检查则会发现白细胞上升及炎症指数升高等现象。患者的痰液检查会看到许多白细胞，有时也可培养出致病细菌。而胸部X线检查则可发现原本健康的肺脏出现白色云状的病变（图1），病变的大小则视感染严重程度而异。此时最重要的是确定引发肺炎的致病菌或微生物，以便使用有效的药物加以治疗。寻找致病原的方法，包括痰液的微生物培养或血液检查等。

若患者不论验痰或血液检查都无法确定诊断，也可以利用支气管镜刷抹或冲洗支气管分泌物，甚至以外科手术方式切取一小部分肺脏来进行检验。

5 肺炎的治疗及并发症

治疗肺炎必须找出引起肺炎的原因，才能对症下药。例如细菌感染时，需使用抗生素；真菌或病毒感染时，则应使用抗真菌或抗病毒药

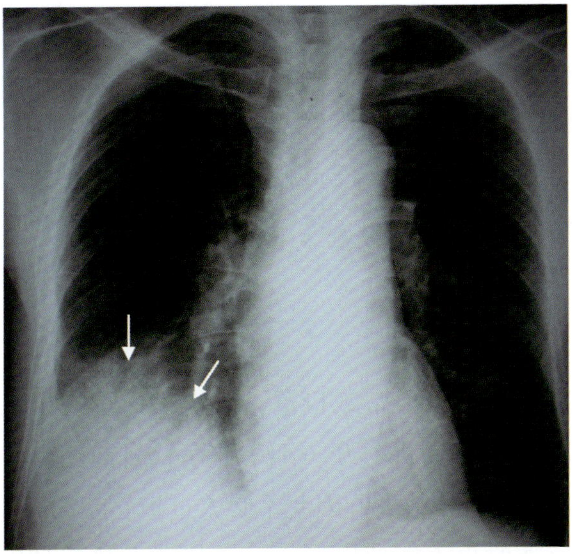

图1　肺炎的X线影像片

55岁男性患者最近一星期出现发热、咳嗽、脓痰等现象。胸部X线检查显示右下肺叶肺炎，X线片上原本黑色的肺脏出现白色云雾状变化（白色箭头）。

物。患者若痰液较浓稠，也可以使用化痰药或支气管扩张药，使脓痰容易咳出。肺脏严重受损的患者可能引起呼吸困难，甚至呼吸衰竭，此时就必须使用氧气治疗，甚至行气管插管使用呼吸机辅助治疗。

肺炎的并发症可发生于胸腔或其他部位。胸腔内的并发症包含胸膜炎、脓胸以及肺脓肿等。此外，肺内的细菌也可能借由肺部血液散布到全身，引起严重的败血症及其他器官的感染，例如关节炎、脑膜炎等。肺炎一旦出现其他部位的并发症或多重器官衰竭，其危险性将大幅提高。

6　如何预防肺炎?

对付可怕的肺炎，预防永远胜于治疗。大部分肺炎是由呼吸道分泌物中的细菌或病毒感染的，若我们吸入受到感染的飞沫，细菌或病毒就会开始繁殖，危害人体。因此，肺炎流行时应避免进出公共场所，到医院看病应戴上口罩，吃东西前务必洗手，并避免口鼻接触到患者的分泌物。

在增强抵抗力方面，应该要有良好的营养状况、充足的睡眠以及适度的运动。另外，注射疫苗也可以预防某些肺炎的发生，例如流行性感冒疫苗或肺炎链球菌疫苗等。疫苗接种对于免疫力差的老人、幼童或患者尤其重要。

7 结语

“病从口鼻入”。只要常戴口罩，勤洗手，重视个人营养及卫生，大家都可以远离肺炎的威胁。万一不幸罹病，目前已有许多抗生素及抗病毒的药物可以有效治疗肺炎，因此不必太过担心。

但有发热咳嗽时也不能掉以轻心，若持续发热三日以上且对感冒药物反应不好，就应该接受胸部X线检查及血液检查、痰液检查，以免延误治疗时机。

治疗篇

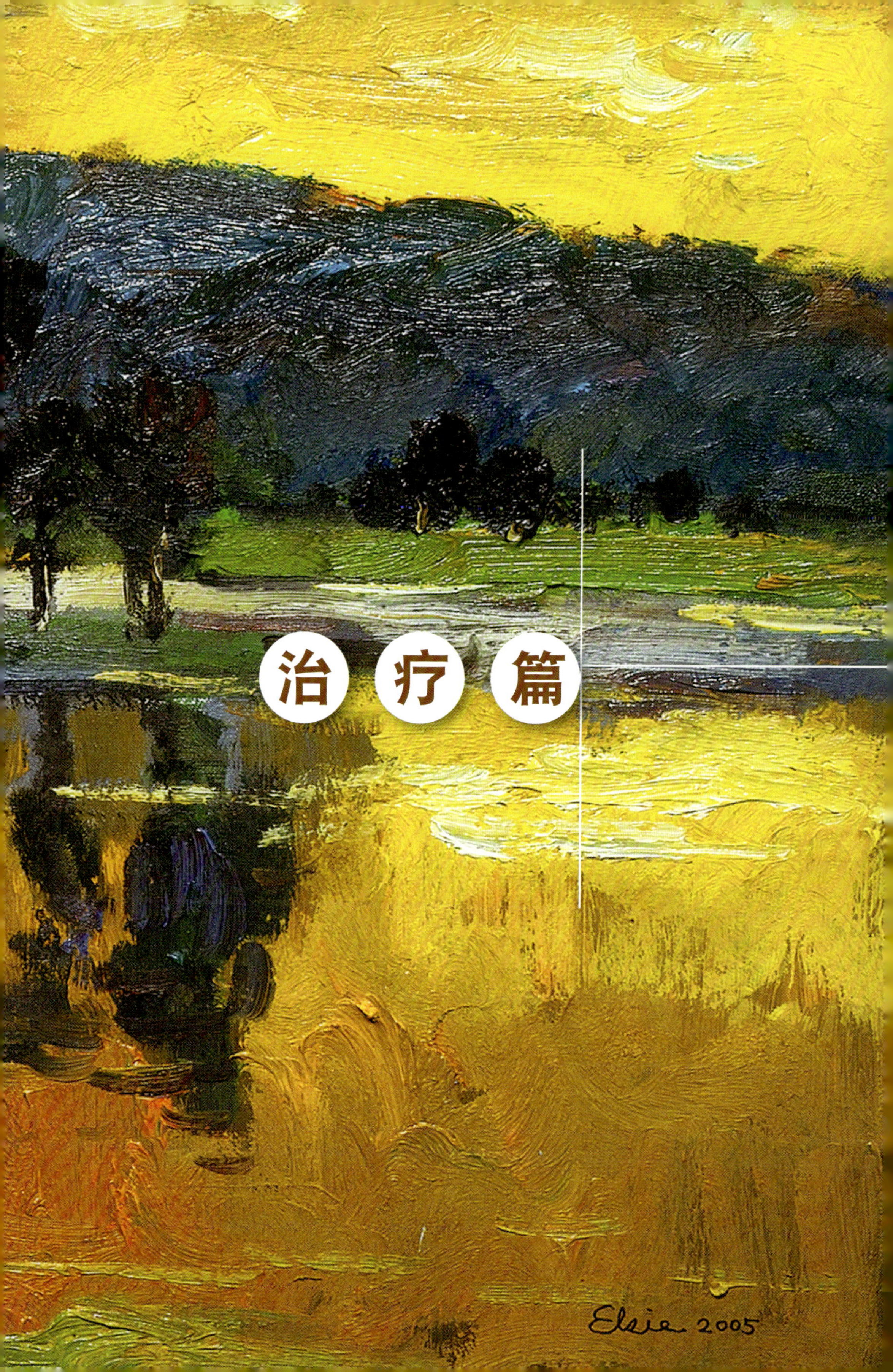

第十八章

面对开胸不惊慌——肺脏手术简介

65岁的建华是个老烟枪，最近因不断咳嗽，到医院检查才发现左侧肺脏有一颗4 cm大的恶性肿瘤。医生建议必须施行左侧全肺切除术，以彻底清除病灶。建华听说肺脏切除后就不会再生，并且自己的肺功能似乎不是很好，若再切除一半肺脏，身体不知道是否受得了……

当肺脏长了肿瘤或局部出现药物治疗无效的病变时，大家最直接的反应就是手术将病灶切除。但由于肺脏是人体呼吸最重要的器官，并且成人切除肺脏后并不会再生。因此，手术前医生会非常慎重评估患者的身体状况及肺功能，并预测手术后可能产生的影响及并发症，以免发生挽救了患者生命，却让患者一辈子必须依赖呼吸器维生的悲剧。

1 常见的肺脏手术方式

肺脏位于人体胸腔两侧，受到厚实的胸部肌肉以及肋骨、胸骨保护。因此要接受肺脏手术，必须先切断胸部肌肉，撑开肋骨，才能进入胸腔。常见的手术方式如表1所示。

（1） 后侧方标准开胸术

传统上要进行肺脏手术，最常使用的手术方式为后侧方标准开胸术。此种手术刀口位于胸部后侧方，长度20~30 cm（图1A）。为了视野清楚及手术便利，通常必须切断第5或第6根肋骨，再利用开胸器将肋骨间隙撑开，以进行肺脏切除的手术。手术后切断的肋骨不需要重新接

表1　常见的肺脏手术方式

开刀方式	伤口长度及特征	疼痛程度	适应证
后侧方标准开胸术	20~30 cm通常会切断1~2根肋骨	高	几乎所有单侧简单性或复杂性肺脏手术
迷你开胸术	5~15 cm	中	利用楔状切除术切除肺脏的肿瘤、气泡或局部小病灶
正中胸骨切开术	25~30 cm	中	心脏手术、前纵隔腔肿瘤或两侧性肺脏病灶
蚌壳状横向开胸术	25~35 cm需横向切断胸骨	高	较复杂的两侧性病灶或双侧肺脏移植手术
胸腔镜手术	1~4个小伤口	低	所有单侧简单性肺脏手术

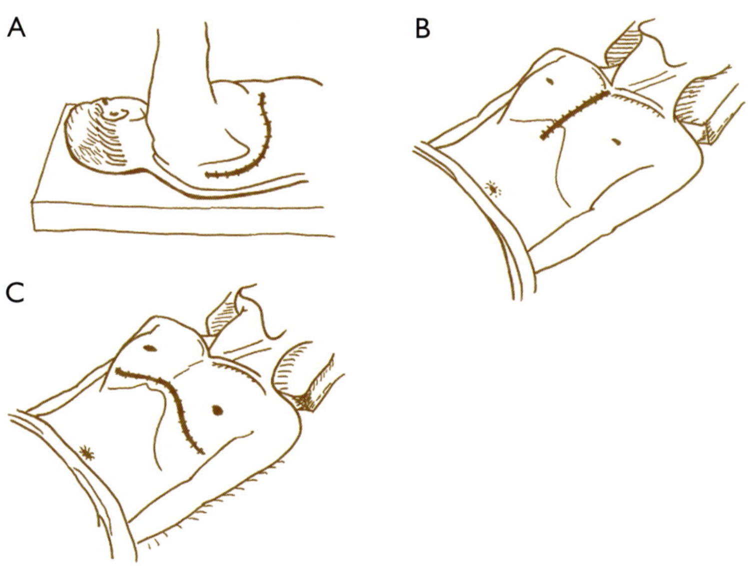

图1　常见的开胸手术术式

（A）后侧方标准开胸术；（B）正中胸骨切开术；（C）蚌壳状横向开胸术。

合，一段时间后便会自动愈合。后侧方开胸术可以提供良好的视野进行胸腔手术，但术后伤口疼痛的情况也相当普遍。

（2） 迷你开胸术

为减少后侧方标准开胸术的疼痛及并发症，对于某些肺脏局部的病变，例如气泡或肿瘤等，可以利用迷你开胸术来进行手术。迷你开胸术的伤口位置及长度变化较多，可依病变的位置及外科医生的习惯而做调整。通常伤口介于5~15 cm，不需切断肋骨，伤口也较为美观。

（3） 正中胸骨切开术

正中胸骨切开术通常使用于心脏手术、前纵隔腔肿瘤切除或治疗两侧性肺脏病灶（如多发性转移性肺肿瘤的切除）。正中胸骨切开术的切口位于前胸正中，需25~30 cm（图1B），由于术后伤口受张力影响，因此瘢痕会较明显。术后胸骨需利用不锈钢线加以缝合，X线检查时，这些缝线会清楚呈现。不锈钢线对组织没有伤害，因此可以一辈子留在体内，不需拿出。

（4） 蚌壳状横向开胸术

蚌壳状横向开胸术的切口横跨前胸（图1C），需切断双侧第4肋间肌肉及横向切断胸骨。由于切口可以往两侧延伸，因此可以获得比正中胸骨切开术更广的视野。通常此方法适用于较复杂的两侧性病灶手术，如双侧肺脏移植手术。术后胸骨需使用不锈钢线缝合，且伤口疼痛情况也较明显。

（5） 胸腔镜及迷你胸腔镜手术

胸腔镜手术的操作方式和前述各种传统开胸手术方式完全不同。

传统开胸方式手术者必须透过打开的伤口进行手术，因此伤口越小，视野越差，手术进行越困难；但胸腔镜手术则是利用具有放大功能的内视镜伸入患者体内，再利用特殊设计的细长器械，通过电视屏幕来进行手术。因此手术的伤口小，恢复快，术后疼痛也大幅降低。最近更发展出单孔及迷你胸腔镜手术，利用更细的内视镜及器械减小患者的伤口，因此，越来越受到医生及患者的欢迎。

2　常见的肺脏切除的术式

肺脏切除时必须将切除的肺脏和其他的肺脏分开，同时需切断通往该肺脏的支气管及血管，因此必须仔细缝合，以避免发生漏气或出血的并发症。肺脏切除时可依切除的范围及方式分为肺楔形切除术、肺段切除术、肺叶切除术、袖式肺叶切除术、双肺叶切除术以及全肺切除术等（表2）。

肺楔形切除术（图2A）通常使用于切除肺脏边缘的小型病灶，如气胸的肺泡切除、5 cm以下良性肿瘤的切除以及3 cm以下原发性或转移性肺肿瘤切除等。切除的范围视病变的大小及位置而定，通常不会超过该肺叶的一半。

肺叶切除术（图2B）常适用于原发性肺癌的根除性治疗或侵犯整个

表2　常见肺脏切除的术式

术　式	丧失肺功能程度	手术危险性
肺楔形切除术	0%~5%	低
肺段切除术	5%~10%	低
肺叶切除术	10%~15%	低
袖式肺叶切除术	10%~15%	中低
双肺叶切除术	25%~35%	中
全肺切除术	45%~55%	高

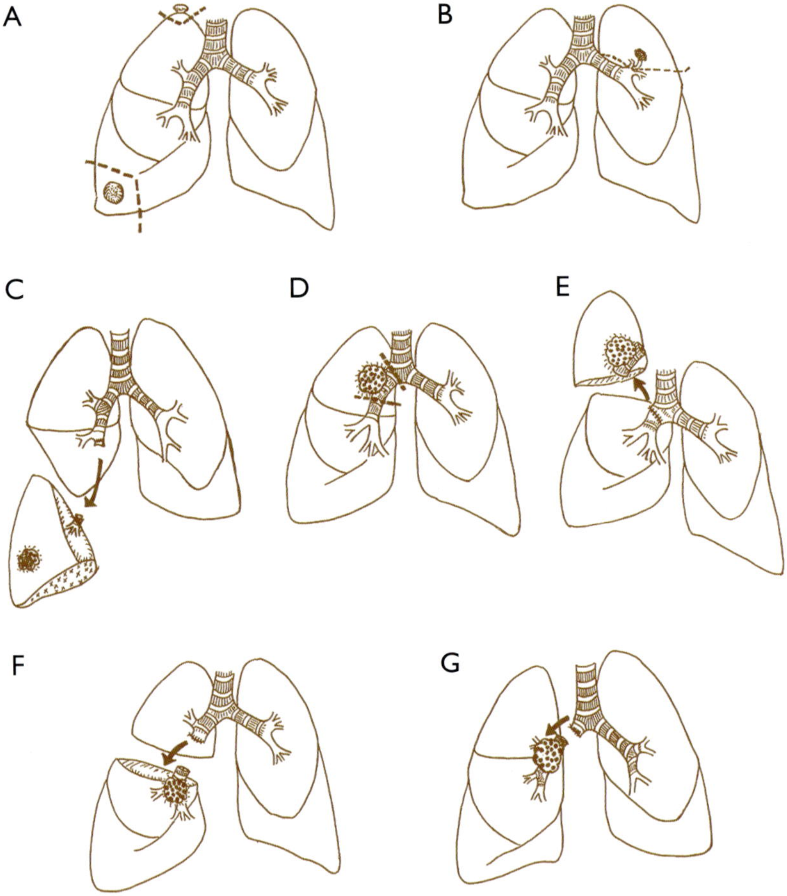

图2　常见的肺脏切除的术式

（A）肺楔形切除术；（B）肺段切除术；（C）右下肺叶切除术；（D）（E）右上肺叶袖式切除术；（F）右中肺叶及右下肺叶双肺叶切除术；（G）右全肺切除术。

肺叶的良性病变（如支气管扩张及肺结核等）。切除后需将通往该肺叶的支气管开口闭合。但当肿瘤位于肺叶支气管的开口时（图2C），很难只做肺叶切除术，因为无法将肿瘤切除干净。假如患者肺功能不良，不适合接受全肺切除术时，可以考虑接受袖式肺叶切除术（图2D~E），方法为将受肿瘤侵犯的肺叶连同一段支气管切除后，再将远程的支气管和近端的气管接合，就像缝合长袖衬衫的袖口一般，以保留远程的肺叶。

当病变范围侵犯2个或以上的肺叶或支气管时，则必须切除2个肺叶，甚至将一侧的肺脏完全切除。切除右侧两个肺叶称为双肺叶切除术（图2F），切除整侧肺脏则称为全肺切除术（图2G）。当肺脏切除的范围越大，则手术的风险越高，术后发生呼吸功能不足的可能性也越大，因此，重大手术前应先评估手术后剩余的肺功能。

3　如何评估手术后剩余的肺功能？

成人肺脏切除后不会再生，因此，肺脏手术后通常会永久丧失部分肺功能。至于如何评估患者术后的肺功能？最简单的方法是根据切除的肺叶而定。例如人体共有5叶肺叶（左2叶，右3叶），因此切除1叶肺叶，肺功能约损失20%，双肺叶切除术则会丧失约40%的肺功能。若将右侧做全肺切除术，因右肺有3叶，会丧失将近60%的肺功能。至于楔形切除术通常切除的部分不大，因此不会引起明显的肺功能下降。

4　肺脏手术后可能的并发症

肺脏手术必须切开胸壁及切除病变的肺脏或肺叶，对于原本就长期吸烟或有肺脏、心脏以及其他器官疾病的患者，有可能产生肺炎、肺水肿、肺塌陷、出血、胸管长期漏气及伤口疼痛等并发症。

若患者原本肺功能就不佳或必须接受大范围的肺脏切除，则术后产生肺功能不全及呼吸困难的概率也会增加。就手术风险而言，一般肺脏手术的手术病死率约小于1%，但全肺切除术的手术病死率，则介于5%~10%。

5　肺脏手术后的护理及注意事项

患者术后通常会有伤口疼痛的现象，有时疼痛的位置不一定在伤口上，可能会受神经牵扯影响而转移至其他地方。伤口疼痛的情况通常术后1~3个月会慢慢改善，只需按时服用止痛药即可。

此外，术后支气管较敏感，许多患者会有慢性咳嗽的情况。为避免增加咳嗽概率，手术后需绝对禁止吸烟及二手烟，同时避免食用刺激性或冰冷的食物。术后根据自己体能状况，可以慢慢开始从事散步、慢跑或游泳等运动。若行动不便，也应多做扩胸运动，以增加肺活量。

6 结语

现在由于手术及麻醉技术的进步，肺脏手术的风险已大为降低，同时伤口也因逐渐使用胸腔镜手术而大幅减小。因此在必须接受肺脏手术时，不需太过紧张，只要与医生充分讨论，配合注意事项，都能顺利恢复，重新健康、正常地生活。

第十九章

不留瘢痕的胸腔手术
——单孔胸腔镜及迷你胸腔镜手术

20岁的淑美已经是第2次气胸发作了。医生告诉她如果不采取手术治疗，以后再发生第3次，甚至是第4次气胸的概率非常高。但是看着插在自己左侧胸部的管子，每次呼吸时都会隐隐作痛。光插一条胸管就已经痛彻心扉，如今又要在自己身体的敏感部位开刀，必定会留下又痛又难堪的瘢痕。她还这么年轻又没有结婚，不禁难过地哭了起来。

肺脏是维持人类生命的重要器官，因此外围有坚实的肌肉和肋骨保护，免于直接受到外力的撞击伤害。随着医疗普及，需要接受胸腔手术的患者也越来越多。厚实的肌肉、骨骼原本是要保护胸腔内的脏器，却造成外科医生很大的困扰。

进行肺脏手术时，需沿着肋骨间隙切开以进入胸腔，然而肋骨间隙仅有1~2 cm宽，为能顺利安全地进行手术，往往需要一个长达20~30 cm的伤口（图1），再用开胸器撑大肋骨间隙。

在较早年代，开胸手术是一个危险性很高的手术，手术完只要还活着就算手术成功，患者家属也是千恩万谢，一辈子难堪的伤口与疼痛，患者只好默默承受。

1　内视镜手术：改变传统的外科革命

科技的进步改善了人类的生活，也进化了医疗的方式。传统“大医生大伤口”（Big surgeon, big wound.）的观念已不复存在，逐渐被伤口小

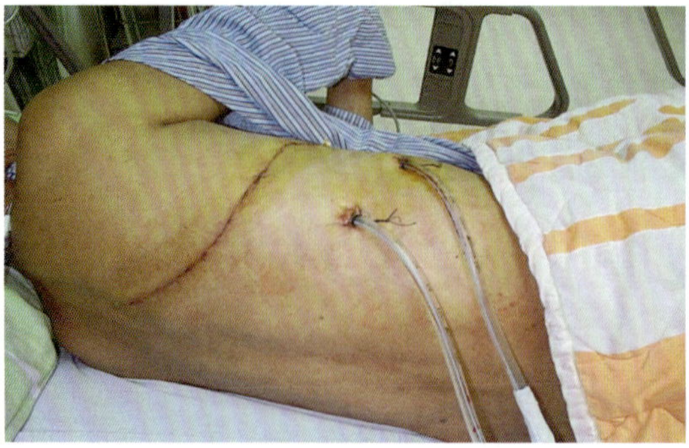

图1 传统的开胸手术切口

传统后侧方标准开胸术伤口长度为20~30 cm，需切断胸部肌肉及肋骨，适用于较复杂或危险的手术，如肺癌手术。

而美的内视镜手术所取代。

随着电视影像系统的进步以及内视镜专用器械的发明，内视镜手术大幅减轻患者伤口疼痛，减少手术时间及住院日数，降低医疗费用支出，同时增加伤口美观及术后生活质量，无外乎受到外科医生和患者的欢迎。

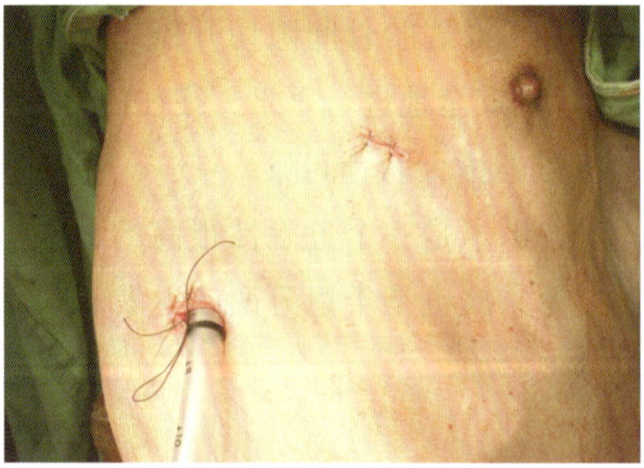

图2 胸腔镜手术切口

胸腔镜手术切口长度为1~2 cm，不需切断肋骨，但伤口需要缝合。伤口的数目视手术复杂程度而定。

2 单孔胸腔镜手术和迷你胸腔镜手术

单孔胸腔镜及迷你胸腔镜手术皆属更先进的胸腔镜手术。胸腔镜手术是在患者患侧胸部的肋骨间隙做2~3个1~2 cm的切口（图2），再利用特殊的内视镜及器械伸入胸腔内施行手术。

相较于传统的开胸手术，胸腔镜手术只需很小的切口，切开或撑开一点点肌肉，不需切断肋骨，不需撑开肋骨间隙，便可达到和传统手术一样的效果。

然而传统胸腔镜手术尚有改善的空间：3个1~2 cm的切口虽小，仍需切开或撑开肌肉以便由肋骨间隙伸入器械，而每根肋骨下方都有肋间血管和神经，因此难免会有出血及疼痛的并发症。加上伤口常位于胸部敏感部位，术后需要拆线，对于妇女及儿童患者仍是一个烦人的困扰。

单孔胸腔镜手术（图3）则是进化到只有一个小切口，但所有内视镜的器械都要经由此切口进入胸腔，因此必须由有经验的手术团队，使用特殊内视镜器械，必要时加上术前CT影像和细针定位（图4），才能精准切除1 cm以下的肺结节或病灶。单孔胸腔镜手术后的切口通常会使用皮

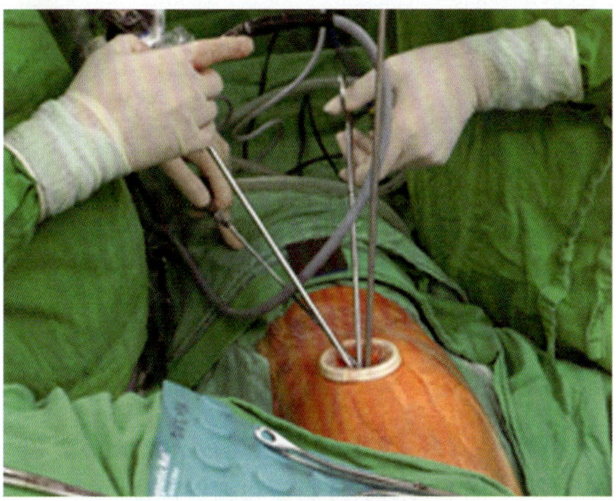

图3 单孔胸腔镜手术切口

单孔胸腔镜手术进化到只有一个小切口，所有内视镜的器械都要经由此切口进入胸腔。

下美容细线缝合，配合使用美容胶布，术后几乎不会留下瘢痕（图5）。

迷你胸腔镜手术则拜科技进步所赐，利用更小、更精密、如长针般的迷你内视镜及器械直接插入胸壁来施行外科手术。因为伤口只有0.2 cm长（图6），不需切断或撑开肌肉，且与肋间血管、神经有较大的安全距离，因此不需缝合，只需贴上美容胶布。术后较少疼痛，而且几乎不留下瘢痕。手术切下来的标本则利用放置胸管的伤口拿出。

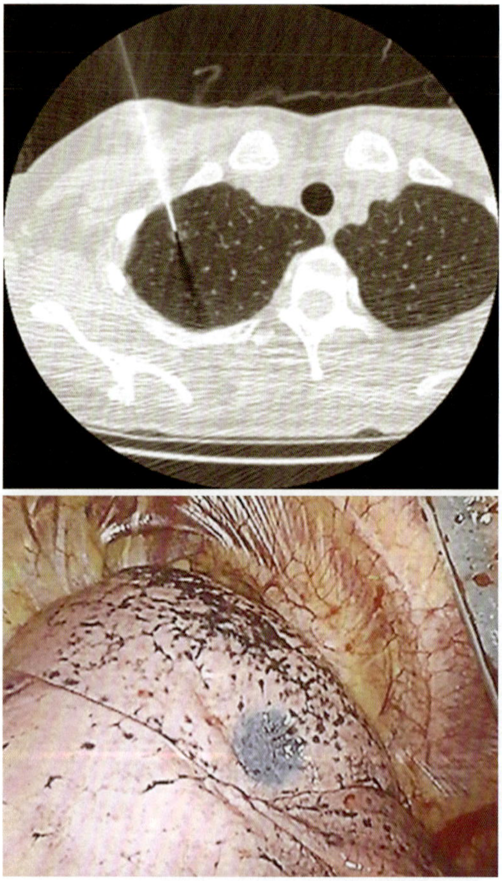

图4　术前CT影像和细针定位

手术前利用CT影像和细针定位指引，于肺结节表面注射蓝色染料，方便手术时能精准定位并切除结节。

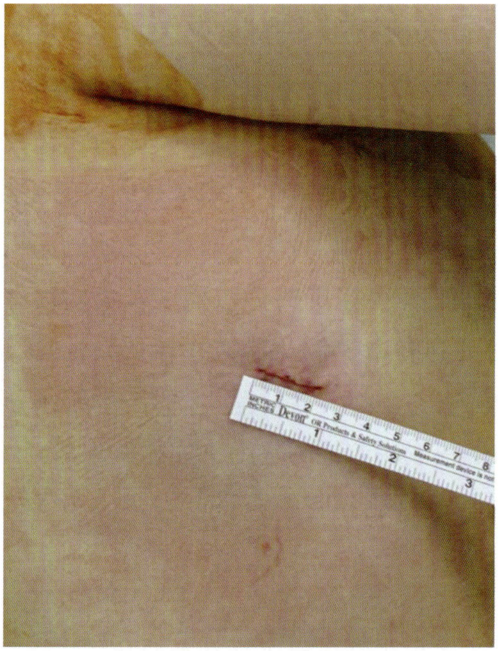

图5　单孔胸腔镜手术切口愈合后

单孔胸腔镜手术，伤口小且美观。

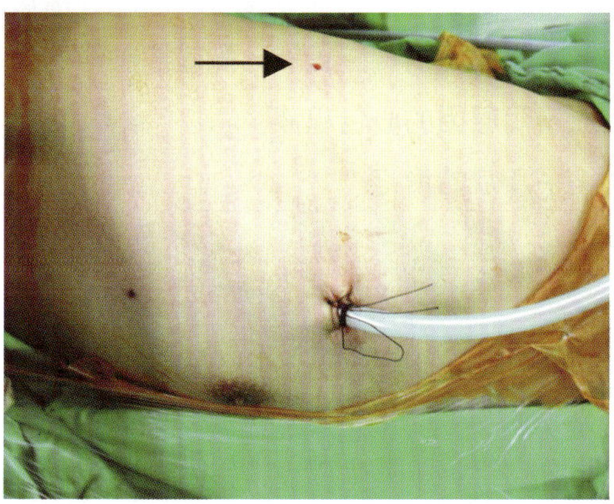

图6　迷你胸腔镜手术切口愈合后

迷你胸腔镜手术，伤口长度只有0.2 cm，不需缝合，贴上美容胶2周后愈合，几乎看不到伤口。

3　单孔胸腔镜手术及迷你胸腔镜手术的限制及缺点

胸腔镜手术是利用细长的内视镜伸入患者胸腔内，再利用影像系统传输到电视屏幕上让外科医生施行手术。因此内视镜视野的大小、清晰程度及光源是否充足是决定胸腔镜手术安全及成功的关键。

目前常见的胸腔镜手术的内视镜及器械直径约1 cm，足以提供适当的手术视野、清晰的画质及可接受的器械强度及灵活度；但单孔胸腔镜及迷你胸腔镜需使用更细的内视镜及器械，导致其视野、画质及明亮度皆比一般胸腔镜略逊一筹。因此，施行手术的医生必须熟稔胸腔镜手术的技巧，必要时再加上一般胸腔镜的辅助，才能达到最好的效果。

另外，单孔胸腔镜及迷你胸腔镜目前大多应用于较简单的诊断性或治疗性手术（表1）。

表1　单孔胸腔镜及迷你胸腔镜手术的使用时机

肺脏疾病	早期肺癌手术、自发性气胸的治疗、诊断不明的肺肿瘤切片及切除、弥漫性肺部疾病的肺脏切片检查
纵隔腔方面	纵隔腔淋巴结切片检查、纵隔腔肿瘤切片或切除
胸膜腔疾病	不明原因的胸腔积液、胸膜腔肿瘤的切片检查
心包膜疾病	不明原因的心包积液
其他	手汗症的治疗

4　结 语

科技的进步，使得胸腔手术及麻醉的安全性越来越高，但除了切除病灶，获得正确诊断外，外科医生及患者也越来越无法接受传统开胸手术遗留下来的大得离谱的伤口。

胸腔镜手术一方面可达到与传统开胸手术类似的效果，另一方面可减少许多开胸术后的痛苦及并发症，因此目前已是胸腔手术的主流之一。然而胸部毕竟是较为敏感的部位，任谁都不想留下尴尬伤口，即使仅有1 cm长。

随着单孔及迷你胸腔镜专用器械的发明，不留瘢痕的胸腔手术将不再是梦想，而爱漂亮的你，在非不得已面对手术时，也多了一项选择。

第二十章

重症监护病房
——呼吸衰竭患者的守护中心

怡真的父亲因长期慢性肺病并发急性呼吸道感染而被送进呼吸重症监护病房。探视时，怡真发现父亲全身上下插着许多管子，手脚也被绑着，她知道父亲一定很痛苦，但父亲嘴巴插着呼吸管，如何告诉医生、护理他的病痛？万一要上厕所怎么办？她很想24小时陪在父亲身旁，但重症监护病房一天只有3次短短的探视时间，望着重症监护病房内许许多多不知名的仪器，她明显感受到父亲的恐慌及无助，但却不知道如何帮忙……

前阵子喧腾一时的邱小妹事件，由于缺乏重症监护病房，使一个危急的重症患者必须从台北转送到台中就医，最后导致患者死亡，此事件让大家深切了解到重症监护病房对于重症患者的重要性。

对于重症监护病房，一般人的印象通常局限于病情严重，有生命危险时，必须住进重症监护病房。到底什么样的患者必须住进重症监护病房？重症监护病房内有什么样的设备？和普通病房有何不同？本文将为您揭开重症监护病房的神秘面纱。

1　什么样的患者必须住进重症监护病房

重大器官功能异常或衰竭的患者，如呼吸衰竭、心力衰竭、肝脏衰竭、严重脑卒中或多重器官衰竭的患者，都应该住进重症监护病房治疗。另外，如重大创伤或接受了重大手术的患者（如肺脏、心脏或脑部手术），因手术后器官需一段时间才能逐渐恢复功能，也应到重症监护病房观察，度过危险期。

由于重症监护病房提供大量人力及医疗资源，因此只适合救治有机会恢复的重症患者，而癌症末期造成的器官衰竭，并不适合住进重症监护病房积极治疗。

对于呼吸衰竭的患者而言，住进重症监护病房往往是因为患者原本就有严重的慢性肺病，加上急性呼吸道感染或其他器官功能异常，而导致呼吸功能无法应付身体的基本需求。

2　重症监护病房内的注意事项及规范

重症患者的生命迹象及器官功能不稳定，同时有许多检查及治疗必须进行，因此家属不适合长时间陪在患者身边。通常重症监护病房只在早、中、晚3个时段各开放30分钟让家属探访患者，其余时间则需进行治疗和观察（图1）。但若患者因病情需要或有特殊状况时，探病时间也可以调整。

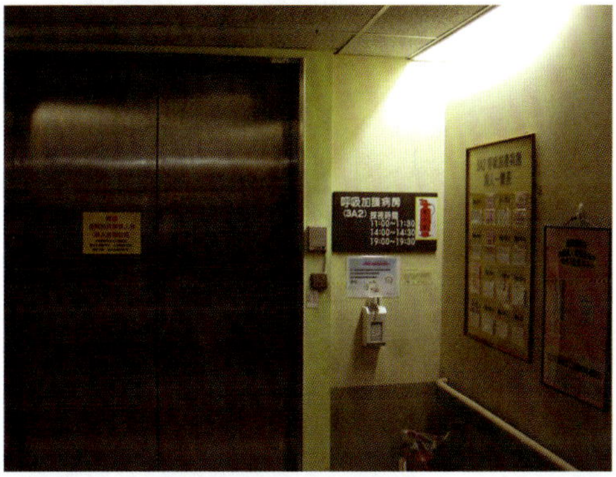

图1　重症监护病房

重症监护病房是呼吸衰竭患者的守护中心，患者在这里可以得到24小时的医疗监护。重症监护病房一般只开放某些时段探视，探病前记得问清楚探视时间。

许多重症监护病房的患者有严重感染或免疫能力差，为保护患者及探病家属，会客时，家属必须穿着隔离衣、戴上口罩、洗净双手，另外，同一时间探访的人数最好不要超过2个人，也尽量避免带婴幼儿探病。

3　重症监护病房的人员配置及医疗设施

和普通病房相比，重症监护病房内24小时都有值班的医生，同时每1位护士只照顾1~3位患者，加上有各式精密的医疗仪器随时监视患者的病情，因此患者一旦有并发症发生，能在最短的时间被发现，并提供适当的治疗（图2）。在医疗设备方面，重症监护病房可提供呼吸机帮助患者呼吸，心力衰竭患者可使用强心药或循环辅助器，肾脏衰竭患者也有透析的机器。

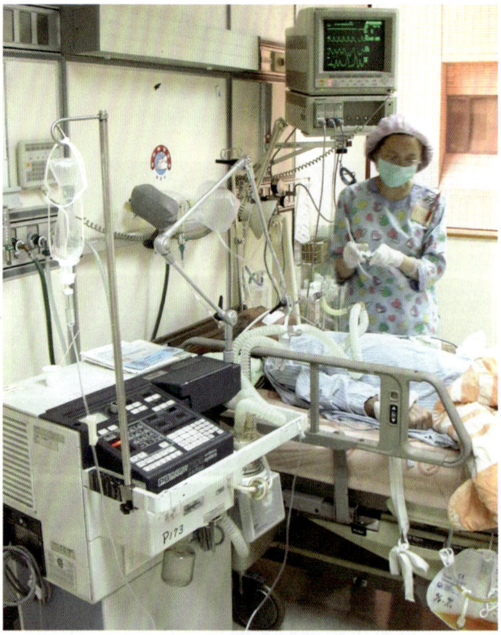

图2　重症监护病房内的设备

重症监护病房内有许多监护仪、精密仪器及充裕的医护人力，帮助患者度过危险期。

4 重症监护病房内的医疗护理及医患沟通

重症监护病房内有各式的监护仪及设备以维持患者心跳、血压以及呼吸状态的稳定。此外，重症监护病房患者还有许多其他项目必须定期监测，如尿量、体温、输液量及血液检查、胸部X线片等。对于脑神经科患者而言，定期评估意识状态也非常重要。

重症监护病房内因为24小时都在进行医疗，因此没有日夜分别，加上患者的意识不清楚，导致久住的患者常有日夜颠倒、乱讲话，甚至出现幻听或看到幻影的现象。这些状况在患者病情好转，移到普通病房后就会改善，因此不必担心。

为进行积极治疗，重症监护病房患者的身体往往需插入许多管子，如口腔会插入气管内管以帮助呼吸，鼻腔需插入鼻胃管以方便灌食，颈部会插入中心静脉导管以便注射液体及药物，另外，还会插入寻尿管以监测尿量，有些手术后的患者在身体其他部位会插入引流管。插入这么多管子，患者又无法讲话，必定会非常恐惧及不舒服。因此，重症监护病房的医生会帮病情不稳定的患者注射麻醉药，让患者暂时丧失意识，以渡过这段辛苦且不安的危险阶段。至于病情稳定的患者，可以利用笔谈或文字卡与医护人员沟通。

另一些会让患者担心的事，包括排便、擦澡及男性刮胡子等这些个人卫生问题，在重症监护病房内都是由护理人员代为帮忙。对某些患者而言，由别人代理这些极度隐私的事情会非常不舒服，但因非常时期，最好还是放开心情，全力对抗病魔比较重要。

5 如何了解患者的病情？

家属在探望亲人时，要如何判断患者病情是否好转还是恶化？最好的方式当然是直接请教照顾的医生或护士。有时医护人员没有时间，也可以直接观察患者的状况及监护仪。监护仪通常放在患者的床头上方，上面会出现患者最需要监测的指标（图3）。

第一排是心率（Heart Rate，HR）。正常心率应每分钟介于60~90次。第二排是血压（Arterial Blood Pressure，ABP），数值较高者为收缩压，较低者为舒张压。第三排为血氧饱和度（SpO_2），正常情况下应维持在95%以上，若血氧饱和度持续低于90%，表示患者有严重的呼吸功能障碍并导致身体缺氧。最下面一排则是呼吸频率（RESP），呼吸频率与呼吸器设定及患者的呼吸功能有关，正常每分钟12~25次。若每分钟超过30次，则表示患者很喘。

此外，要观察患者的意识状况。意识清楚、情绪稳定的患者代表病情好转。若意识不清或情绪激动的患者，则应特别注意。不过，有时患者会被使用镇静或麻醉药而影响到其意识状态。此外，患者的活动力好坏、身体是否出现水肿、黄疸等现象，也是观察的重点。

6　何时可转出重症监护病房？

患者转出重症监护病房的时机由主治医生或重症监护病房的医生决

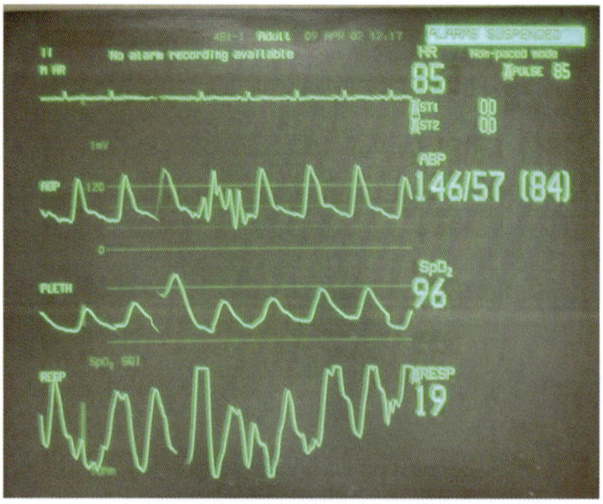

图3　重症监护病房的心电监护仪

HR：心率；ABP：血压；SpO_2：血氧饱和度；RESP：呼吸频率。

定。只要病情稳定，不需要许多监护仪来预防心脏及呼吸等出现突发状况，患者就可以转至普通病房。值得注意的是，由于目前需要重症监护病房照护的患者越来越多，但重症监护病房的床位有限，为了让重症监护病房的床位做更有效的运用，有时会将还在使用呼吸机的稳定患者转至病房，以便救治更危急的患者。此时，重症监护病房的医生会和家属事先充分沟通，以免某些患者转到普通病房后病情再度恶化，导致家属的不谅解。

7　结语

重症监护病房是急危重症患者医疗过程中极重要的一环。当患者被送入重症监护病房时，家属一定非常紧张，患者也会因为病情恶化及环境陌生而感到恐慌。其实重症监护病房是每一位重症患者的守护中心。现代化的重症监护病房有足够的能力和设备，让每一位重症患者都得到最好的医疗照顾，并尽快恢复健康的生活。

第二十一章

末期肺病患者重生的希望——肺移植手术

健强今年53岁，从年轻到现在总是烟不离手。5年前因为气喘，到医院检查才发现罹患严重的肺气肿，之后身体状况越来越差，即使戒烟也没有办法改善。目前大部分时间都离不开床，稍微活动就很喘，因此必须随时使用氧气。回想年轻时自由自在的生活，简直难过地想自杀。健强听说肺移植可能可以挽回自己的健康，虽然危险性很高，他仍决心一试。

肺移植是指利用外科手术的方式取出体内已失去作用的肺脏，再重新植入他人捐赠的健康肺脏，恢复患者正常的呼吸功能。就像汽车轮胎严重磨损后换上新的轮胎一般。理论上非常简单，但实际上却有许多困难及危险。

1　肺移植后必须克服的难题

由于人体免疫系统会排斥外来的任何器官，因此，肺移植后首先必须面对的问题就是排斥问题。排斥是指器官受赠者体内的白细胞及抗体会随着血液进入植入的新肺脏内，辨识新肺脏是外来器官，进而在短时间内破坏新的肺脏。

为了减少白细胞及抗体对植入器官的排斥，通常患者必须每天服用免疫抑制药物，以降低身体的免疫力。但也由于免疫力下降，使患者容易受到外来细菌及病毒的感染。因此，肺移植后最困难的工作，就是必须将免疫能力调整到既不会因为免疫力太高而对植入的器官产生排斥，也不会因免疫力太低而引起微生物感染。

2 1983年完成首例长期存活的肺移植

人类最早的肺移植手术可以追溯到1963年。当时患者只存活了18天即死于急性排斥反应和肺静脉血栓。1963—1978年，全世界共施行了38例肺移植手术，但预后皆不佳，只有9位患者术后存活超过2周。直到1983年Dr. Cooper才成功地完成首例长期存活的单侧肺移植。

早期肺移植手术失败，主要归因于以下原因：①受赠者的免疫系统对植入肺脏产生排斥；②肺脏由捐赠者身体取下后没有妥善保存，导致功能失常；③大量使用类固醇，造成支气管接口愈合不良。

随着新免疫抑制药物——环孢灵（cyclosporin）的发明，并开始广为使用，以及器官保存方式及手术方法的不断改进，不仅大幅降低肺移植手术的危险性，也提高了肺移植患者的长期存活率，使得肺移植手术成为末期肺病患者重生的希望。

3 什么样的患者可以接受肺移植?

由于肺脏来源非常有限，且移植的危险性很高，因此，肺移植前必须经过非常严格的评估，以确保每一个肺脏都是捐赠给最需要帮助且移植成功率最高的患者。

在受赠者的选择方面，必须符合以下条件：①60岁以下，罹患严重且不可逆的良性肺部疾病，造成日常生活严重受限，且无法以药物或其他治疗获得改善；②患者预期存活时间短，只剩12~18个月的生命周期；③其他器官功能正常，术后有潜力恢复健康；④精神状态正常并能积极配合医嘱；⑤其他家庭成员愿意全力支持及照顾患者，且具有良好的社会关系及资源。

由以上的条件可以了解，罹患恶性肿瘤（例如肺癌）或接受其他方式治疗后可以改善的肺部疾病，并不适合接受肺移植手术。因为恶性肿瘤患者在使用免疫抑制药后，容易使肿瘤细胞蔓延而无法控制；而可用其他方法治疗的肺部疾病当然不需冒着生命危险接受移植手术。常见的必须考虑肺移植手术的情况如表1所示。

当患者出现下列情况则不适合接受肺移植手术，包括：①罹患严重且持续恶化的急性感染。此类患者必须先利用药物控制急性感染后，才能接受移植评估；②不能使用免疫抑制药者，例如严重糖尿病患者接受免疫抑制药后，会使血糖难以控制；③合并其他器官的严重疾病，例如肾脏衰竭或肝脏衰竭等，会使移植危险性大为提高，且术后照护非常困难。但合并心力衰竭的患者可以同时接受心脏及肺移植，因此仍可考虑。④人格异常或罹患精神疾病或长期吸烟无法戒除者。这些患者在移植后，通常无法定期服用免疫抑制药或定期回门诊接受追踪检查，导致植入肺脏很快就发生感染或排斥现象。

表1　常见的必须接受肺移植手术的情况

疾病名称	必须考虑移植的病况
肺气肿	肺功能检查小于预测值的25%
不明原因的肺纤维化	氧下降且肺活量小于预测值的50%
原发性或继发性肺动脉高压	严重影响日常生活或出现心力衰竭症状
支气管扩张	血氧下降，需长期仰赖氧气治疗
硅肺病或其他职业性肺病	出现慢性呼吸衰竭症状，需长期仰赖氧气治疗

4　移植手术方式的选择

肺移植的手术方式，包括尸体捐赠的单侧肺移植及双侧肺移植，以及活体亲属捐赠的双侧肺叶移植等。

当出现合适的脑死亡患者愿意捐出器官时，通常受赠者只需一侧健康的肺脏就足以维持日常生活，因此大部分患者都可以选择单侧肺移植，以增加器官的利用率，同时减低手术时间及危险性。

必须同时施行双侧肺移植的，包括支气管扩张症和囊肿纤维化等疾病。因为这些疾病其肺脏内通常长期存在致病菌，若没有全部摘除，则日后植入的肺脏也会受到感染。

但由于愿意捐出肺脏的脑死亡患者太少，因此必要时也可以考虑由健康的亲属捐赠肺叶进行活体肺叶移植手术。由于捐出肺叶的亲属日后仍需正常的生活，因此只能捐出五叶肺叶（正常人左侧有两叶，右侧有三叶肺叶）中的一叶，以免严重影响肺功能（图1）。但一叶肺叶并不够

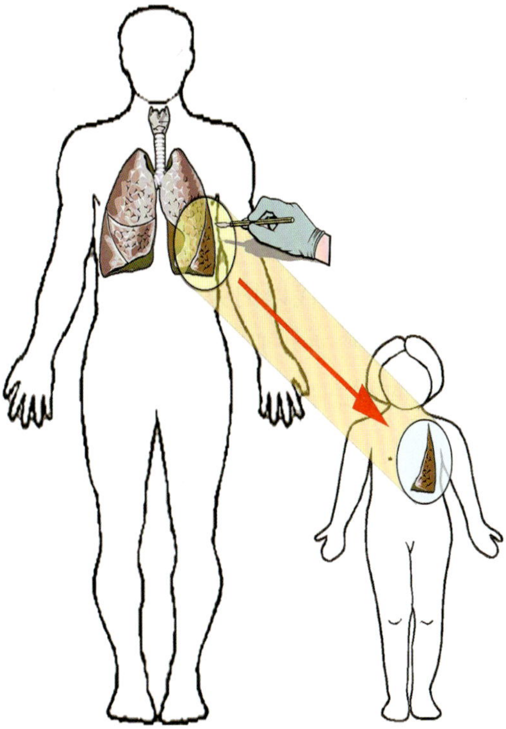

图1　活体肺叶移植肺叶捐赠者模式图

活体肺叶移植手术是指由健康的亲属捐赠一叶肺叶给患病的受赠者。由于捐出肺叶的亲属日后仍需正常的生活，因此通常只能捐出一叶（左下叶或右下叶），以免严重影响肺功能。

支持受赠者的肺功能，因此通常必须有两位亲属各捐出一叶肺叶植入受赠者的双侧胸腔。

至于手术成功率，原则上尸体捐赠与活体捐赠类似，但因活体捐赠通常来自最亲密的亲属（如父母或子女），因此日后产生排斥的概率较低。

5 什么人可以捐出肺脏?

肺移植的捐赠者可分为脑死亡患者及健康亲属两类。在脑死亡患者方面，必须符合以下的条件：

（1）55岁以下，没有严重胸部外伤及肺部疾病。

（2）无明显感染症状。

（3）胸部X线检查正常。

（4）肺脏的气体交换功能正常。

（5）肺脏大小与受赠者接近。

至于健康亲属方面，其条件为：

（1）最好为直系血亲或三代以内旁系血亲。

（2）肺功能及胸部X线检查正常。

（3）必须是在没有受到利诱或胁迫情况下，自愿捐出器官。

6 手术前后免疫抑制药物的给予

由于肺移植时植入的是他人的器官，因此必须使用免疫抑制药，以避免植入肺脏受到排斥。人体中负责免疫功能的作战部队是白细胞。因此，免疫抑制药主要为抑制白细胞的数目及功能。

常见的免疫抑制药包括类固醇、环孢灵以及移护宁（Imuran）等。至于免疫抑制药使用的剂量必须依照患者临床症状及白细胞的数目来小心调整，因为免疫抑制药的剂量太低或太高，都可能导致可怕的并发症。

7　手术后常面临的问题

接受肺移植后的患者终生都必须服用抗排斥药物。除了药物本身的不良反应外，当抗排斥药物的剂量太高，会使得患者免疫功能下降，容易受到细菌或病毒的感染；但若抗排斥药物的剂量太低，则患者的免疫系统会将植入的肺脏当作外来器官而产生排斥现象，引起植入肺脏急性或慢性的功能衰竭，因此必须定期门诊追踪，并接受胸部X线、肺功能以及血液检查，以确保植入的肺脏及身体的免疫功能处于最佳状况。

当移植患者出现发热、血氧饱和度下降、胸部X线检查异常时，必须怀疑是否有感染或急性排斥的现象。而要区分这两种现象有时非常困难，必须进行细菌培养及病理切片检查，才能确定诊断。

另外，有60%~70%的受赠者在术后长期追踪期间，会发生慢性排斥现象，其原因可能为反复轻微感染或器官排斥，因此，按时服用抗排斥药物，以避免排斥反应的发生，并随时戴上口罩，以严防病菌感染，是保持植入肺脏功能正常的最好方法。一旦不幸发生严重的慢性排斥，除了再次接受肺移植外，并无其他有效的治疗。

8　结 语

肺移植手术是良性末期肺患者者恢复健康的最后一线希望。虽然目前已经发展出先进的移植技术及效果良好的免疫抑制药物，但由于捐赠器官的脑死亡患者非常少，使得许许多多辛苦等待这最后希望的患者抱憾终生。

因此，笔者提出诚恳呼吁，既然脑死亡后无法复生，留得完整皮囊何用？不如发挥大爱，捐出有用器官以遗爱人间，不只可以延续同胞的生命，也将是人类相互关怀、生生不息的最佳典范。

第二十二章
打开呼吸的便道——气管切开术

丽华的妈妈因为呼吸衰竭住进重症监护病房已经3个星期了。由于嘴巴插着呼吸管，使妈妈无法张口说话，同时口腔里也磨破好几个洞。医生建议施行气管切开术，以方便口腔清洁及长期呼吸照顾。丽华听说气管切开后就要终生装着气切管，丧失讲话的功能，况且脖子上多了一个伤口，回家以后也不知道怎么照顾，因此非常担心……

气管切开术是指在颈部气管切开一个伤口，放入呼吸管，于是患者吸气时空气就不用经过鼻腔、咽、喉及声带，直接由颈部进入气管下段、支气管及肺脏（图1）。历史上关于气管切开手术的最早记载在公元16世纪。当时由一位意大利医生Brasavola对一位因气管上端化脓狭窄，导致呼吸困难的患者所施行。后来在19世纪白喉杆菌盛行的时代，也有许多医生为罹患白喉[1]的儿童进行气管切开术。

时至今日，因上呼吸道严重感染并发狭窄或阻塞，而必须进行气管切开手术的病例已大为减少，取而代之的是慢性呼吸衰竭、必须长期使用呼吸机、或咳痰能力不足、时常并发肺炎的患者。

1　什么时候需考虑气管切开术？

正常人呼吸时，空气会经由鼻腔或口腔通过咽喉及声门，之后才进入气管（图1A）。因此，当这些器官因炎症、感染或肿瘤而引起上呼吸

[1] 白喉是一种发生于上呼吸道的急性细菌感染症，容易造成上呼吸道阻塞，通常发生于2~5岁幼儿。自从白喉疫苗发明后，目前已很少发生。

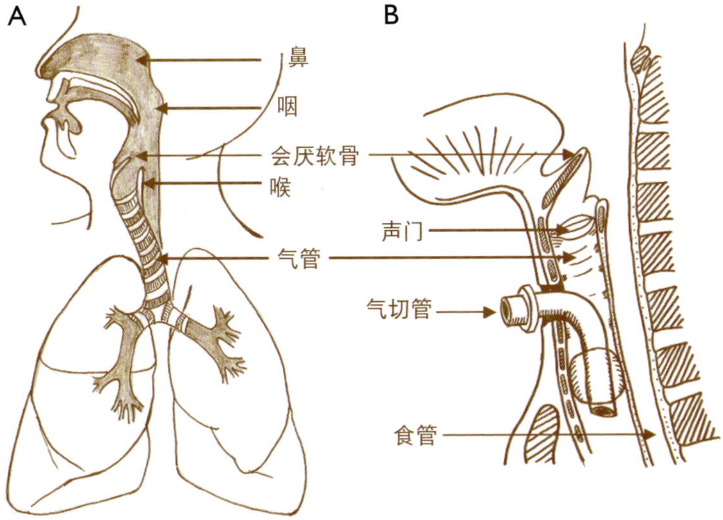

图1 上呼吸道解剖结构与气管切开术

（A）正常的上呼吸道解剖构造；（B）气管切开术是指在颈部气管切开一个伤口，放入气切管，于是患者呼吸时空气就不用经过鼻腔、咽、喉、及声门，直接由颈部进入气管下段

道严重狭窄或阻塞时，就必须考虑气管切开手术，原因见表1。

另外，有许多慢性呼吸衰竭需长期使用呼吸机的患者，必须在气管内放置一条连接呼吸机的气管内管。此气管内管可以经由口腔置放，也可以由颈部施行气管切开手术置放。

经口腔置放的气管内管有以下缺点：

（1）必须将管子牢牢固定在口腔周围，导致口腔卫生不良，且无法经口进食。

（2）气管内管容易在管壁上堆积痰液或分泌物，必须定期更换，但要更换经由口腔置放的气管内管十分危险，而更换颈部的气切管，则容

表1 气管切开手术的应用时机

● 慢性呼吸衰竭需长期使用呼吸机	● 上呼吸道严重狭窄或阻塞
● 头颈部或咽喉肿瘤	● 咳痰能力不足，经常并发肺炎

易且安全许多。

（3）管子长度太长，增加吸痰困难。

某些患者因脑卒中、神经性病变或颈椎受伤，无法有效将累积在下呼吸道及肺部的痰咳出，时常并发肺炎。对于这些患者，气管切开手术可以使得吸痰及呼吸照顾方便许多。

2　气管切开术的缺点

鼻腔、口腔及咽喉可以温暖及湿润吸入的空气，同时是发声时共鸣的器官。声门除了发声的功能外，也可以防止异物进入呼吸道。因此，施行气管切开术后，外界干冷的空气会直接进入支气管及肺脏，使支气管分泌物增加；同时，假如气切管没有特殊设计，患者也会暂时丧失说话的能力。但这些问题都可以透过良好的照顾及特殊设计的气切管加以克服。

3　气切管材料及种类的选择

气切管的种类及材质随着患者的病情需要而有不同。气切管材质可分为塑料类、树脂类、金属类及硅胶类等（图2）。塑料、树脂及金属类气切管会引起较强的组织反应，通常只能短期置放。若是要放较长的时间，硅胶类的气切管会是较好的选择。

在种类方面，患者若需使用呼吸机辅助呼吸，则最好选择附有气囊的气切管（图2A）。气囊通常位于气切管的下端，可避免呼吸机打入的空气外漏。气囊的另一个好处是可以防止唾液及食物进入肺部，以避免吸入性肺炎的发生。

由于气切管内部常有痂皮或痰液附着，因此，某些气切管内还有一个内套管，以方便清洗及更换（图2C）。另外，某些患者若只需要通过气切口进行吸痰，则可以使用气切钮扣（图2D）。气切钮扣没有管子，因此对气管刺激较小，也不会附着痂皮及痰液，必要时，还可装上一个

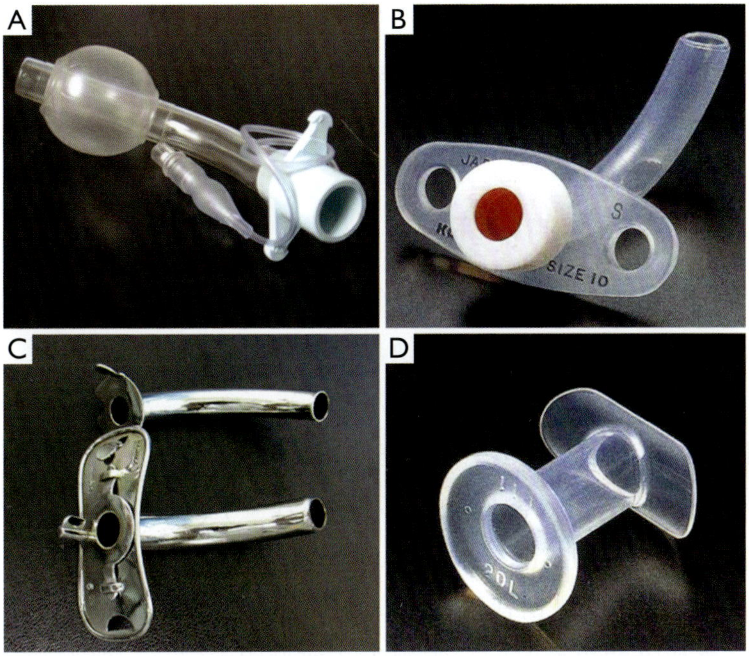

图2　气切管有各种不同的种类及材质，以适用于各种不同情况的患者
（A）塑料气切管，下端具有气囊，适用于使用呼吸机的患者；（B）铁氟龙（树脂类的一种）气切管，可接上单向阀门，让患者讲话；（C）不锈钢气切管，可反复消毒使用，节省成本；（D）硅胶制气切钮扣，没有管子，可接上单向阀门，让患者讲话，适用于病况稳定，预备关闭气切伤口的患者。

单向阀门，使患者可以讲话。

4　气管切开术可能的短期及长期并发症

气管切开手术后，某些患者会有伤口出血及感染的情况，通常只要适当处理，很快就能恢复。某些患者由于营养状况不佳，导致伤口愈合不良或偶尔有痰由伤口周围渗出，这些都是正常的现象，不必担心。另外，如果气切管放置太久，也可能引发感染及痂皮或痰液阻塞，因此气切管及内套管应定期清洗更换。

当气切管固定不良时，容易产生晃动，使气切管末端刺激气管壁而产生肉芽组织增生。严重的肉芽组织增生会引起呼吸道狭窄，导致呼吸困难。

5　气管切开术后的保养

气管切开术后应为患者准备氧气筒、吸痰器、化痰器，以及另一副大小相同的气切管，以便随时更换。应经常为患者拍痰及吸痰，每日清洗内套管，并煮沸消毒。

为防止吸入的空气过于干冷，室内最好保持固定的温度（22 ℃）及湿度（相对湿度90%以上）。最好每日利用生理盐水做蒸气，吸入3~4次，一方面稀释痰液，便于咳出，另一方面防止气切管内壁卡痰。

此外，也要注意气切管要固定牢靠，以避免管子滑脱。

至于气切管的更换时间，需视管子的材质而定。一般而言，硅胶类气切管对气管黏膜刺激较小，可放置较长时间。但塑料、树脂及金属类材质的气切管，则容易积脓痰及分泌物，通常不宜放置超过2~4个星期。

6　何时可以拔除气切管?

当上呼吸道阻塞的症状消失，患者不需再使用呼吸机，并且可以有效咳痰时，就可以考虑拔除气切管。但对于某些已接受长期携带气切管的患者，贸然拔除气切管可能会产生危险。一个简单的测试方法是塞住气切管开口，如果可以正常呼吸一段很长的时间（至少超过24小时），则可以考虑拔除气切管。若仍不放心，也可以使用气切钮扣一段时间再拔除。

气切管拔除后，通常一星期内伤口就会愈合，但在完全愈合前，说话或咳嗽会有空气由伤口漏出，因此，说话或咳嗽时最好堵住气切伤口。若气切伤口一直无法愈合，也可以使用外科手术的方法将其关闭。

7 结语

随着医疗技术及护理质量的进步，慢性呼吸衰竭、脑卒中或神经性病变的患者若照顾得宜，通常可以存活相当长的时间。这些患者最常出现的并发症就是呼吸道的疾病，因此，气管切开术的施行及术后护理非常重要。若能针对患者疾病严重程度，妥善选择气切管的类型及材质，并注意术后护理的细节，不仅可以减少并发症，同时可以大幅提高患者的生活质量。

生活篇

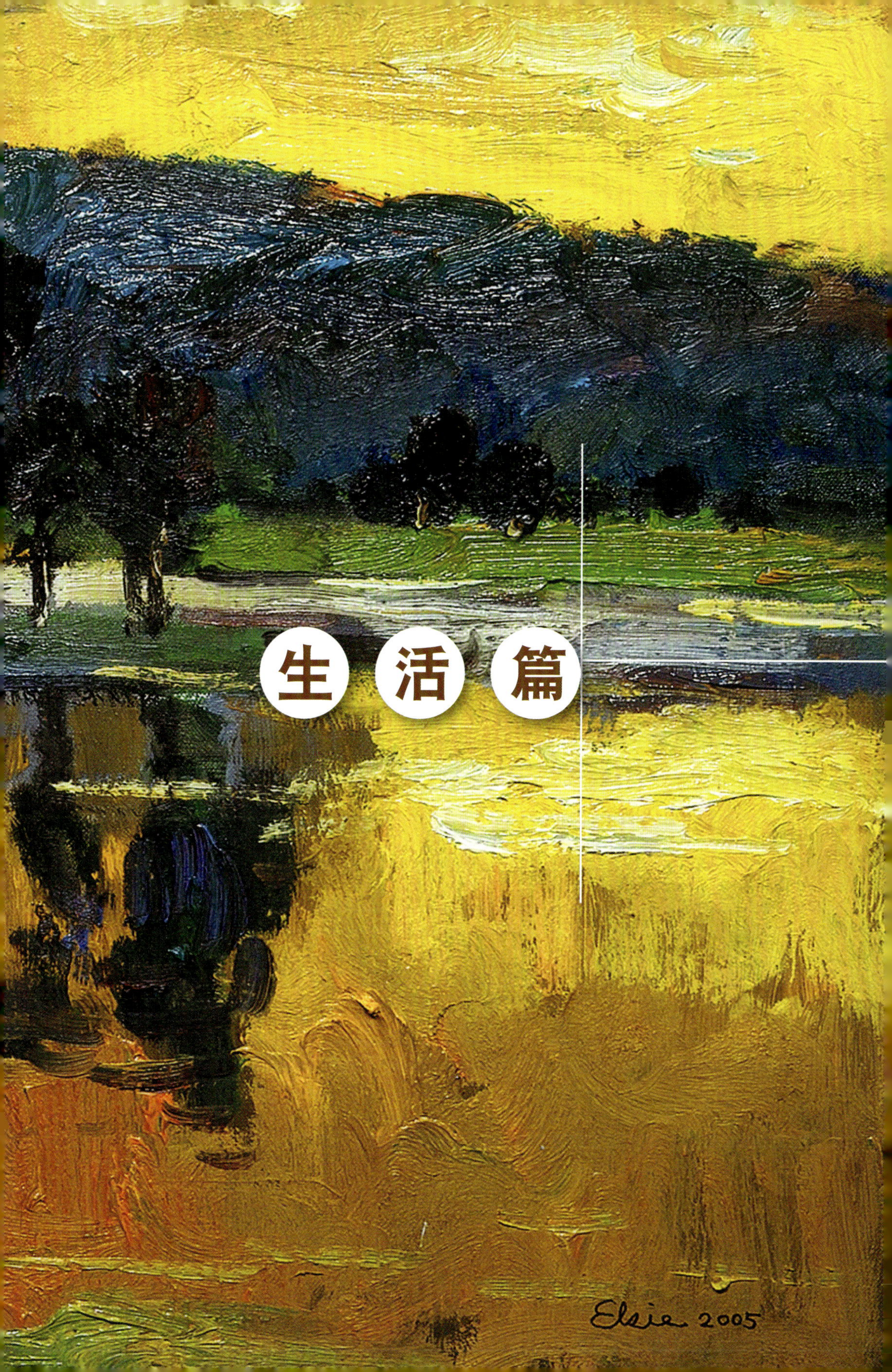

第二十三章
空气污染与肺部健康

许多人都有清理及更换空调或抽油烟机滤网的经验。布满灰尘或油渍的滤网看起来怵目惊心，却很少人想到，空调或抽油烟机所吸入的，就是我们呼吸的空气；而我们的肺就是帮忙阻隔空气污染的滤网。

空调或抽油烟机的滤网可以随时清理及更换，但我们的肺则要陪我们度过数十寒暑，终生无法洗肺或换肺。想到这里，你是否该开始关注吸入的每一口空气的质量？

1　什么是空气污染?

随着霾害的威胁日益严竣，人们对空气污染的认知及重视也日益增加（见图1~图2）。空气污染物是空气中的物质，对人类和生态环境产生的有害影响。该物质可以是固态颗粒、液态液滴或是气体。污染物可以是天然的，也可以是人为的。

空气污染物中对人体危害最大的是悬浮微粒（particulate matter，PM）。其中，直径≤10 μm的颗粒物称为PM10；直径≤2.5 μm的颗粒物称为PM2.5（细悬浮微粒）。

PM2.5的颗粒比PM10的更危险，因为它小到可以穿透肺泡到达血液，引发心血管疾病、肺病甚至肺癌。

2　什么是PM2.5 ?

PM2.5直径仅头发的二十八分之一，其会随着呼吸进入人体，危害健康。PM2.5主要来自汽车废气及工业污染。

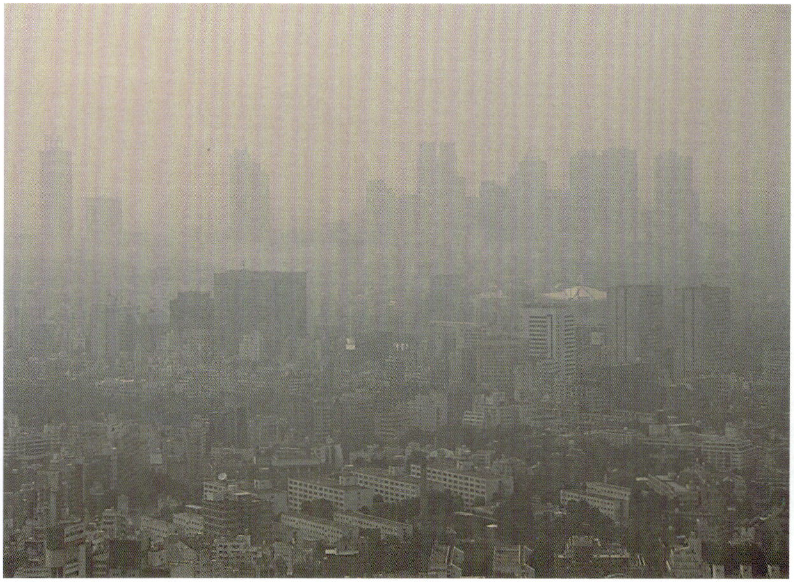

图1　雾霾萦绕的城市

美国心脏医学会网罗国际上百篇的研究，证实PM2.5还夹带着重金属、戴奥辛及多种病菌。一旦吸入体内，能够直接侵入呼吸系统，直达肺泡、微血管等处，会影响肺部换气，使肺功能下降，还会诱发慢性肺炎，导致肺的抵抗力变弱，引起气喘、鼻子过敏、咳嗽等问题。

由于空气质量攸关民众健康，目前我国已成立空气质量监测网，随时提供各地区的空气质量。

3　PM2.5引起肺癌

台湾大学医院在2013年曾对45岁以上的医生进行肺癌筛检，受检的300多人当中，有14人罹患癌症，其中12人都是肺癌。急剧攀升的肺癌发生率，让不少医界人士心存疑虑，为什么肺癌比例那么高？

虽然从基因突变到产生癌细胞需要很长的时间，PM2.5是否真的能够直接增加肺癌的发生率，目前还需要更长时间的研究观察来证实。不过

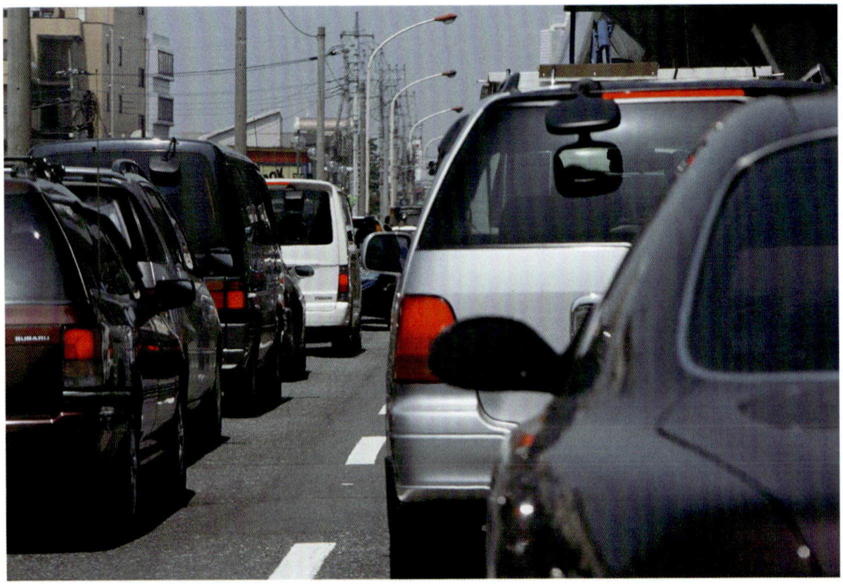

图2　随着人民生活水平提高，私人汽车的需求量越来越大

目前已经有不少研究显示，肺癌发生率的增加，与大气中的PM2.5有关。

事实上，2013年10月，世界卫生组织（WHO）就曾警告，空气污染为主要的环境致癌物，引发肺癌的风险更胜于二手烟。尤其是可堆积在人体肺部深处、进入血液循环的细悬浮微粒PM2.5，WHO已将其认定为第一级的致癌物质。

4　口罩能不能抵挡PM2.5？

或许你会认为出门戴上口罩就好了？这样想的你可就天真了！一般活性碳、医疗用或者棉制的口罩难以根绝PM2.5 的伤害。

理论上讲，要预防PM2.5必须戴到N95型口罩才有用，但长期配戴N95口罩根本无法呼吸，甚至可能导致血液中二氧化碳浓度上升，导致注意力无法集中、胸闷、呼吸困难等症状。

5 PM2.5 的高危险群

面对大环境的空气污染，我们唯一能做的就是在空气质量不良时，尽量减少户外活动，降低接触污染空气的机会，并在室内使用空气净化器。

不过，到底哪些族群最容易吸到分布在空气中的污染物及悬浮微粒？提醒以下几个族群应要特别小心！

（1）机车族

身为一名机车族，最难以忍受的就是扑鼻而来的废气，尤其上下班时间，车流量特别大，如何降低自己吸到的废气就是一件很重要的事情。

解决之道：

戴上口罩吧！配戴一般市面销售的棉布口罩，可以隔绝掉三分之一的悬浮微粒；此外，也建议选择车流量较少的路线或时段，降低暴露在污染空气中。最好的方法是改搭公交车或地铁。

（2）常等公交车及在马路上行走的行人

站在分隔岛上等公交车，身旁的汽车一辆又一辆地飞啸而过，呼吸着汽车排放出来的废气，让不少人快窒息了。这些公交车族及常在马路上行走的行人，暴露在污染空气中的风险也比一般人来得高，对于免疫力较低的小孩或老人，影响尤其严重。

解决之道：

戴上口罩吧！此外，由于悬浮微粒有重量会往下坠，因此若婴儿推车高度较高，或拉下婴儿推车的布套，也可降低悬浮微粒的吸入。

（3）慢跑族或自行车族

在空气质量不良的情况下外出运动，绝对是慢性自杀的行为！最近很流行慢跑及骑自行车运动，但每况愈下的空气质量，可能会让爱运动的你身体越来越糟。平时我们呼吸换气速率是每分中8~15次，每次约是500 mL，但在心肺强力运作下，换气速率可增加5~6倍。所以空气质量不好时，就不适合从事剧烈运动，否则换气量越大，吸进体内的污染物也越多。

解决之道：

当空气质量达到不良的状况下，尤其是PM2.5>50时，你就应该避免户外的运动。此外，运动时尽量选择靠近公园、水边等树木较丰富的区域，避开交通繁忙的主干道（图3）。

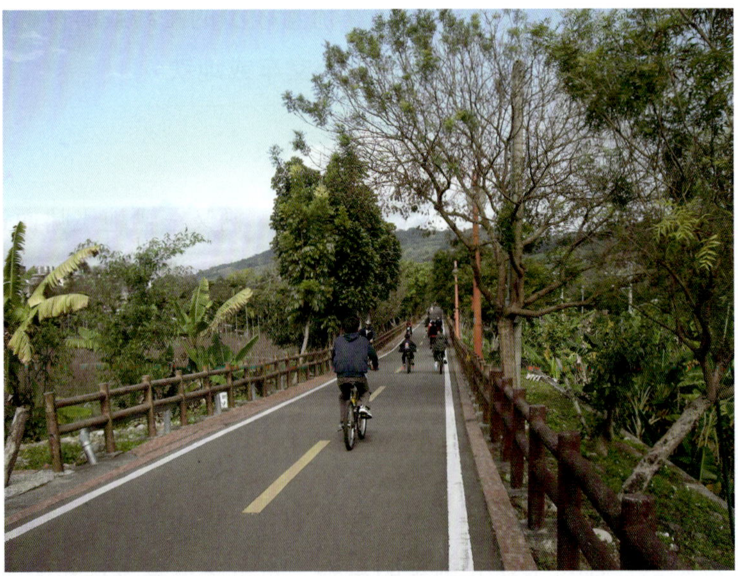

图3 清晨山道上骑行的人群

（4）吸烟族及吸二手烟的人

多数人都知道吸烟是造成许多肺部疾病及癌症的主要原因，但却不清楚二手烟同样会造成癌症，即使是低浓度的二手烟，也会快速增加细胞功能异常及产生炎症的可能，进而引发多项疾病。

解决之道：

及时戒烟，永不嫌晚！戒烟绝对是第一选择，对于没有吸烟习惯的人，尽量避免吸到二手烟。在家中或办公室使用空气净化器也有一些帮助。

（5）在厨房工作的人

厨房油烟可能也是引起肺癌的危险因子，研究指出，长期每天烹饪三餐的女性，罹患肺癌的概率增加78%，如家庭主妇或是在餐厅工作的人，都是高危险人群。

解决之道：

烧菜时使用高效能抽油烟机，可降低3~4成的罹癌风险；同时，人们在烧菜时也应戴上口罩，避免油烟的吸入，并可考虑使用空气净化器。

6 结 语

干净的空气对于我们的健康，就像干净的水对于鱼一样重要。戴上口罩，使用空气净化器，都只是治标的方法。唯有我们从自身做起，拒绝吸烟、不吸二手烟、不使用高排放的交通工具；政府监督不良工厂排污，减少高污染的废气排放，防治空气被污染的城市（图4）。才能留给自己及子孙一个可以健康呼吸的家园。

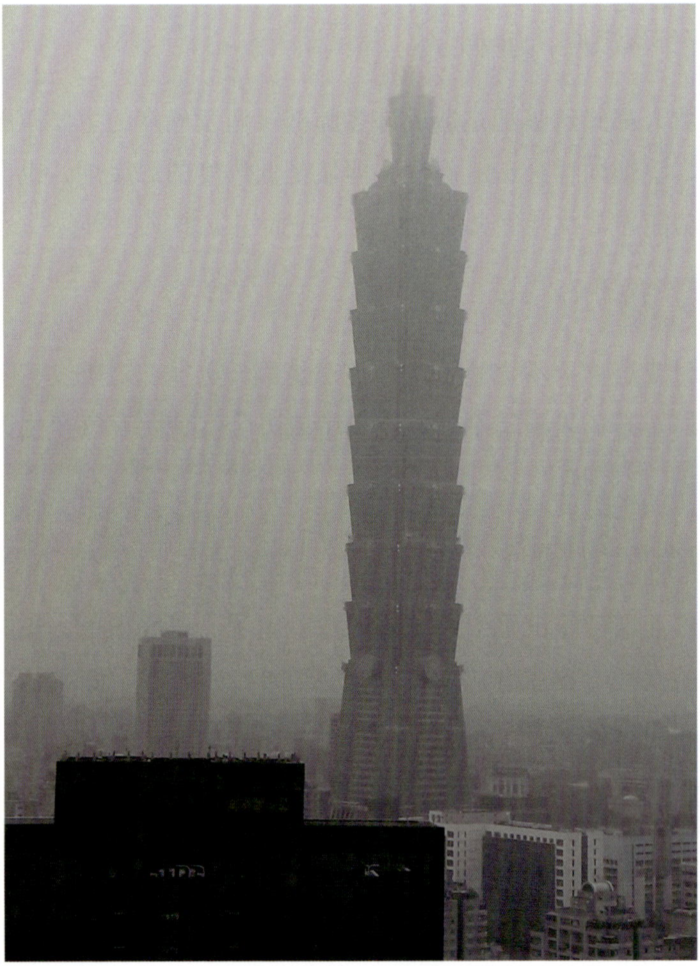

图4　空气污染中的城市

空气污染物中对人体危害最大的是悬浮微粒，而随着霾害的威胁加重，人们对空气污染的认知及重视也日益增加。

附录

封面故事及插画背景

内人张馥芳女士是台湾政治大学企业管理博士，教书是她的本业，但她最大的梦想是将全世界的美景收藏于自己的画布之中。

“彩霞满渔船”描绘的是我们最喜爱的淡水暮色，渔船悠闲地飘泊在淡水港湾，给人无限自在、幸福的满足。

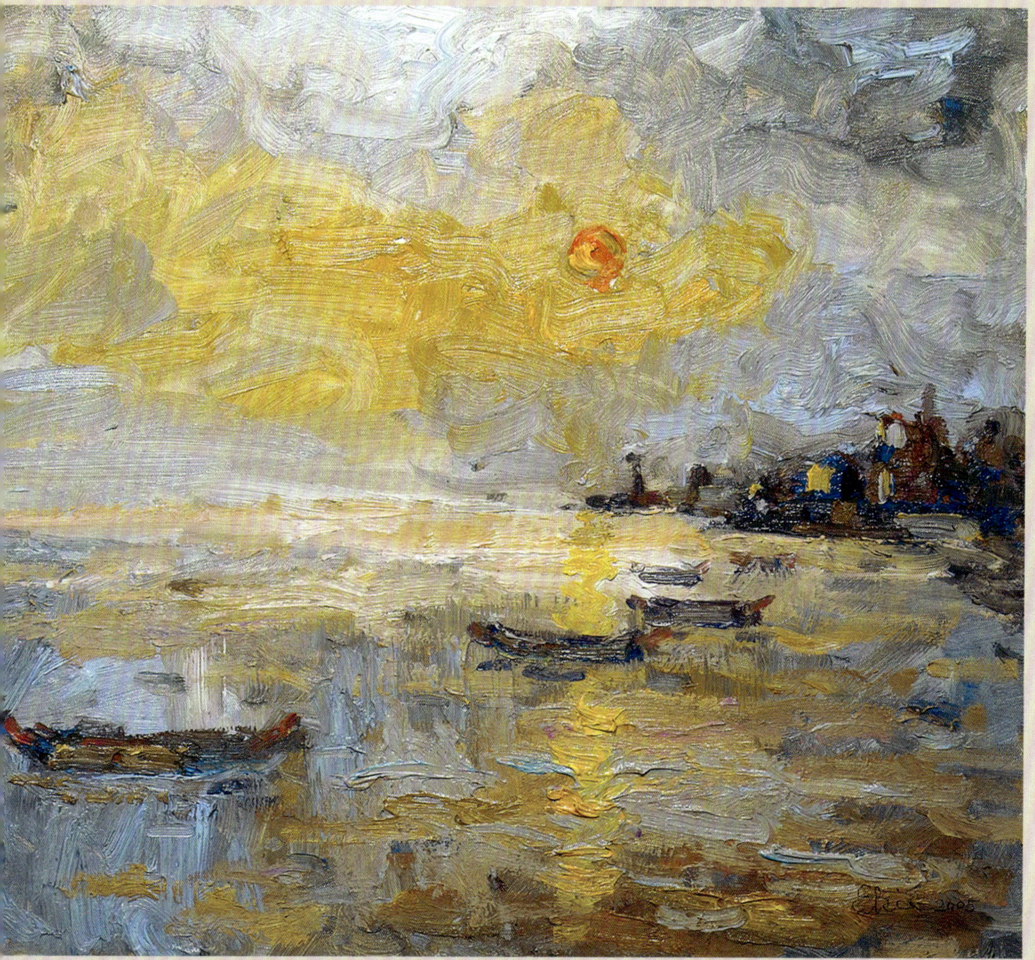

彩霞满渔船2005　　（油画，12F，60.5 cm×50 cm）张馥芳

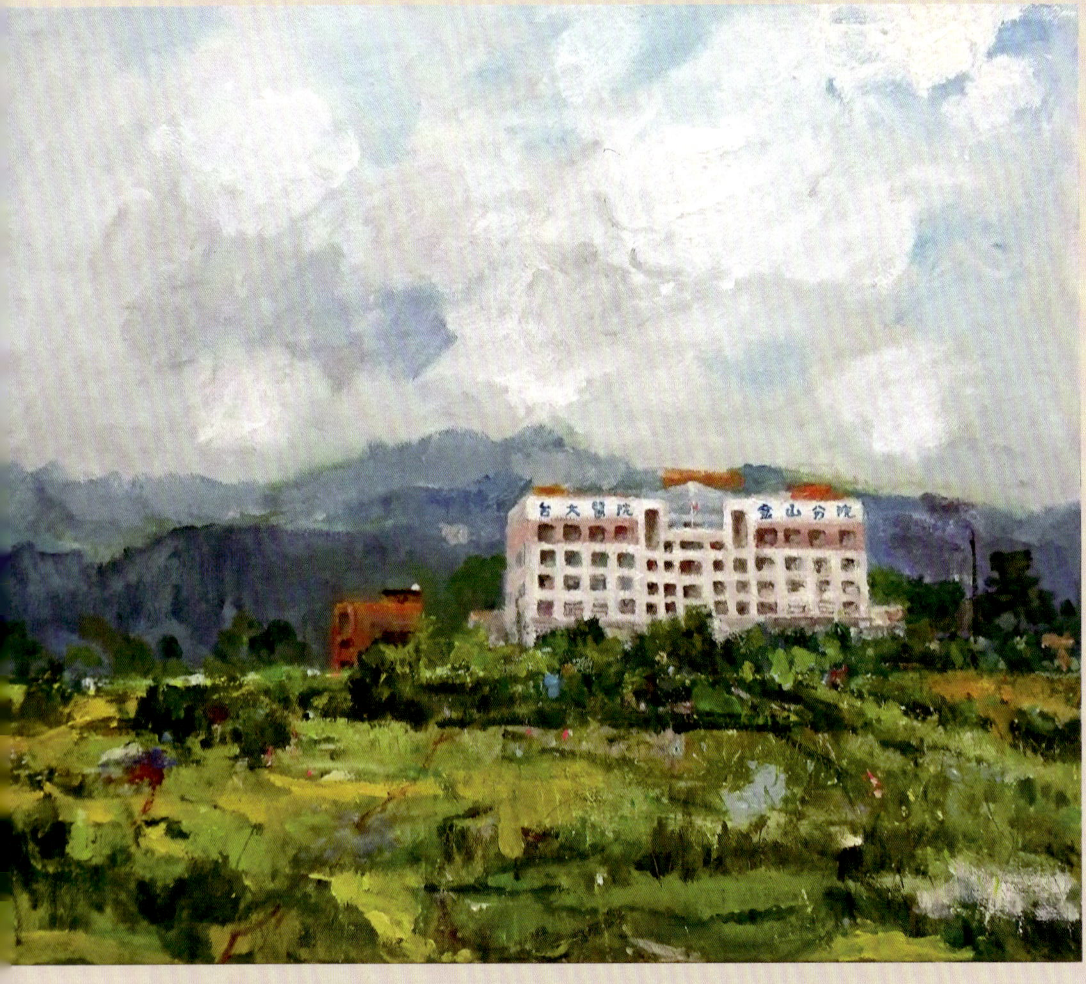

金山之春2016　　（油画，20F，72.5 cm×60.5 cm）张馥芳

“金山之春”是我们到台湾大学金山分院参访时留下的美丽印象。在风光明媚的北海岸同时拥有救人病苦的医院，真令人羡慕金山居民的福气。原画由作者张馥芳女士于2016年捐赠给台湾大学金山分院。